Ratgeber für eine glückliche

Schwangerschaft und Geburt

Alles,

was eine werdende Mama wissen sollte

(das umfangreiche Schwangerschaftsbuch)

Ann-Kathrin Scholl

MumMum-Verlag

Ratgeber für eine glückliche Schwangerschaft und Geburt

ISBN: 978-3-96899-064-4

Alle Rechte vorbehalten, 1. Auflage 2021, MumMum-Verlag

Covergestaltung: Casandra Krammer – www.casandrakrammer.de

Covermotiv: © Natalia Deriabina – Shutterstock.com

INHALT

Einleitung

Liebe werdende Mama,

zunächst einmal möchte ich Ihnen von Herzen zu Ihrer Schwangerschaft gratulieren. Sie erwarten ein Baby und somit stehen Ihnen sehr aufregende Wochen und Monate bevor. Insbesondere dann, wenn Sie Ihr erstes Kind erwarten, ist alles noch neu und unbekannt. Sehen Sie diese Zeit der Schwangerschaft als eine spannende Reise, die Sie in eine ganz neue Welt hineinführt, nämlich in das gemeinsame Leben mit Ihrem Kind!

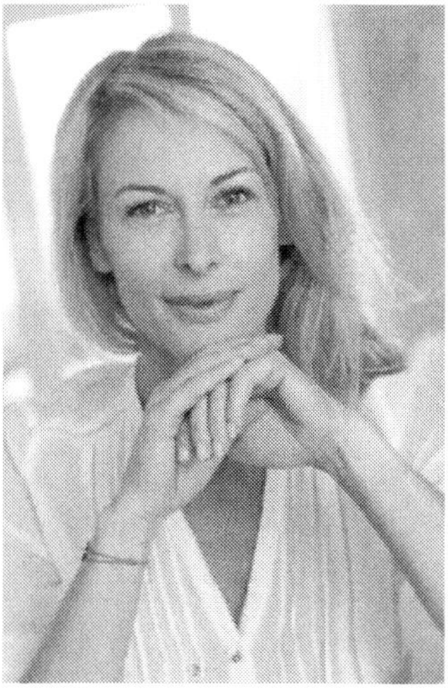

Sie werden von einer Woche zur nächsten sehen und spüren, wie sich Ihr kleines Baby immer weiterentwickelt und wie sich auch Ihr Körper immer mehr verändert. Vielleicht schwirren Ihnen unzählige Fragen im Kopf herum: Was sieht mein Baby im Bauch? Kann es dort drinnen Geräusche von außen wahrnehmen? Wie sieht das Gesichtchen aus?

Vermutlich stürmen gerade in diesen Monaten der Schwangerschaft unzählige Informationen und gut gemeinte Ratschläge auf Sie ein. Bleiben Sie entspannt und innerlich gelassen. Lassen Sie sich nicht verwirren und hören Sie vor allem auf Ihre eigene innere Stimme. Seien Sie stolz auf sich und auf das kleine Wunder, das in Ihrem Körper heranwächst.

Für die meisten Frauen ist die Schwangerschaft ein natürlicher und ganz wundervoller Zustand. Genießen Sie diese Zeit in vollen Zügen! Verwöhnen Sie sich täglich mit einer gesunden Ernährung, Bewegung und ganz vielen Entspannungsmomenten.

Auch für werdende Papas ist diese Zeit natürlich sehr spannend. Genießen Sie die Monate der Vorbereitung und Erwartung gemeinsam und sprechen Sie auch über Wünsche und Vorstellungen für die Zukunft.

Nicht nur die Schwangerschaft ist eine äußerst bereichernde Zeit, sondern auch die Geburt und das erste Babyjahr. Dieser Ratgeber möchte Ihnen, als werdende Mama, in den nächsten Wochen und Monaten ein treuer Begleiter sein, mit vielen interessanten Informationen, alltagsnahen Tipps und hilfreichen Ratschlägen. So sind Sie bestens für diese Zeit gewappnet.

Ich wünsche Ihnen, dass Sie jeden Tag von Herzen genießen können und schließlich gesund und glücklich Ihren kleinen Liebling in die Arme schließen.

Alles Gute für Sie und eine unvergessliche Babybauchzeit!

Ihre Ann-Kathrin Scholl

Teil 1 – Rund um das Schwangersein

1. SCHWANGERSCHAFTSVERLAUF VON ANFANG BIS ENDE

Nach der Empfängnis beginnt für Sie als werdende Mama eine spannende Zeit voller Veränderungen. Im Schnitt braucht ein Baby für seine gesamte Entwicklung und Reifung vom Zeitpunkt der Befruchtung bis hin zur Geburt ungefähr 267 Tage: Das entspricht einem Zeitraum von 38 Wochen.

Der exakte Tag der Zeugung kann aber nur in den seltensten Fällen genau ermittelt werden. Aus diesem Grund ist es üblich, dass der Geburtstermin, ausgehend vom letzten Tag der Monatsblutung, berechnet wird. Somit wird für die Babyentwicklung ein Zeitraum von 280 Tagen – also 40 Schwangerschaftswochen – angesetzt.

Ärzte und Hebammen unterteilen die Zeit der Schwangerschaft in Drittel: Der fachterminologische Ausdruck dafür lautet „Trimester". Jedes Schwangerschaftstrimester umfasst also drei Monate.

Die ersten beiden Wochen sind von besonderer Bedeutung, auch wenn Sie in dieser Zeit noch gar nicht „tatsächlich schwanger" sind. Diese Tage bilden die Berechnungsgrundlage für den späteren Geburtstermin Ihres kleinen Lieblings. In dieser Zeit bereitet sich Ihr Körper auf eine Schwangerschaft vor, denn die eigentliche Befruchtung findet erst in der dritten SSW (Schwangerschaftswoche) statt.

In der Gebärmutter beginnt jedes menschliche Leben. Doch bevor hier überhaupt ein Baby heranwachsen kann, muss eine kleine Eizelle auf eine lange Reise gehen. Hunderttausende von Eizellen warten im Eierstock auf ihre Chance. Aber nur eine von ihnen kann den langen Weg zur Gebärmutter antreten und dort zu einem neuen kleinen Menschen heranreifen.

In der ersten Zyklushälfte beginnen einige Eizellen unter dem Einfluss der weiblichen Hormone zu reifen und zu wachsen. Jede dieser Eizellen ist von einem sogenannten Follikel, also einem Eibläschen, umgeben. Von allen Eizellen wächst nur eine schneller als die anderen. Sie ist auch die einzige, die den nächsten Schritt schaffen wird, nämlich den Eisprung (Ovulation). Die Eizelle wandert sozusagen aus dem Eierstock in den Eileiter-Trichter und beginnt nun die Reise zu ihrem Ziel, zu Ihrer Gebärmutter!

In dem Eileiter kommen ihr die Samenzellen entgegen und hier findet auch die Befruchtung statt: Einem Spermium wird es letztlich gelingen, an der zuckerhaltigen Schicht der Eizelloberfläche kleben zu bleiben und sich durch die Außenhülle ins Innere zu bohren. Sobald die innere Membran durchbrochen wird, verändert die weibliche Eizelle ihre biochemische Zusammensetzung. Infolgedessen werden alle weiteren Samenzellen ausgesperrt.

Beide Zellmembranen verschmelzen nun miteinander und das neue Leben ist gezeugt. Sowohl in der Ei- wie auch in der Samenzelle sind Erbinformationen gespeichert. Diese sind für die Entstehung des neuen Menschleins unverzichtbar. Zu diesem Zeitpunkt werden also wesentliche Merkmale des Kindes festgelegt, so etwa die Haarfarbe, die Augenfarbe oder auch das Geschlecht.

Die Eizelle ist nun also befruchtet und beginnt sich zu teilen – erst in zwei Zellen und dann in mehrere. Die erste Zellteilung setzt nach ungefähr 30 Stunden ein. Nach ungefähr 14 Tagen hat die Eizelle endlich ihr Ziel erreicht und kann sich in der Gebärmutter, wie in einem „Bettchen", einnisten. Dort beginnt sie sich weiterhin zu teilen. Hieraus entsteht anschließend auch die Plazenta: Dieser „Mutterkuchen" verbindet sich mit

Ihrem Organismus und sorgt dann, in den bevorstehenden Monaten, für die Versorgung des Babys. Über die Plazenta bekommt Ihr Baby alle lebensnotwendigen Nährstoffe, die es zum Wachsen und Reifen braucht.

Ist die Einnistungsphase – die sogenannte Implantation – dann vollständig abgeschlossen, werden bestimmte Hormone ausgeschüttet. Sie bewirken die notwendigen körperlichen Veränderungen, die zwingend erforderlich sind, damit sich das Embryo gut und gesund entwickeln kann.

Info – wie lange können Spermien überleben?

Die Eizellen sind übrigens die größten Zellen im Körper des Menschen. Sie sind kugelrund und grundsätzlich mit dem bloßen Auge sichtbar. Die dünnen, langen Spermien des Mannes sind hingegen die kleinsten menschlichen Zellen und nur winzige 0,04 Millimeter. Spermien bestehen aus einem Kopf und einem Schwanzteil, der sogenannten „Geißel". Sie können sich dadurch im Körper rasch fortbewegen.

Nach der Ejakulation sind Spermien unterschiedlich lange zeugungsfähig. Wie lange das genau ist, hängt davon ab, wo sich die Samenzellen befinden. An der Luft sind die Samen zum Beispiel einen Tag lang zeugungsfähig, sofern sie nicht vorher austrocknen. In der Gebärmutter können Spermien hingegen viel länger überleben. Insbesondere in den fruchtbaren Tagen herrschen im Uterus für die männlichen Samen optimale Lebensbedingungen, denn sie finden hier ein spezielles Muttermundsekret vor, das aus Eiweiß und Zucker besteht.

An den unfruchtbaren Tagen ist das Milieu in der Gebärmutter anders. Zudem ist auch der Muttermund mit einem undurchdringlichen und festen Schleim verschlossen. Dieser „Schleimpfropf" wird nur vor der Ovulation (Eisprung) lockerer, öffnet sich für einen kurzen Moment und schließt sich danach wieder. Von den vielen hundert Spermien, die unterwegs sind, kommen nur die wenigsten auch tatsächlich am Ziel an. Die Eizelle sendet spezielle Lockstoffe aus, um das Spermium anzulocken – nämlich das Sexualhormon Progesteron.

Das neue Leben beginnt ...

Schon kurze Zeit bevor sich die befruchtete Eizelle in die Gebärmutter einnistet, versucht Ihr Körper Ihnen, durch unterschiedliche Signale, zu verdeutlichen, dass im Inneren faszinierende Veränderungen vonstattengehen.

Es verändert sich nun einiges. So bleibt zum Beispiel die monatliche Regelblutung aus. Doch nicht nur körperliche Veränderungen treten ein, sondern auch mentale. Zahlreichen Frauen schwirren viele **Fragen über die Zukunft und die veränderte Lebenssituation** im Kopf herum:

- Was bedeutet es genau, Mutter zu werden und eine komplett neue Rolle im Leben zu übernehmen?
- Wie wirkt es sich auf die bisherige Lebensgestaltung aus, demnächst eine Mutter zu sein?
- Wie wird es sein, wenn in wenigen Monaten die komplette Verantwortung für ein kleines, vollkommen hilfloses Menschlein übernommen werden muss?

Folgende erste **physische und psychische Symptome** können **auf** eine **Schwangerschaft hindeuten**:

Ausbleiben der Monatsblutung

Das ist in der Regel das erste Symptom, das auf eine Schwangerschaft hindeutet. Wenn eine Frau hingegen einen unregelmäßigen Zyklus hat, kann dieses Anzeichen natürlich nicht als zuverlässiges Signal gewertet werden.

Schmierblutungen

Diese werden auch als Einnistungsblutungen bezeichnet und treten möglicherweise auf, wenn sich das befruchtete Ei in die Gebärmutter einnistet.

Gebärmutterkrämpfe

Einige werdende Mamas verspüren vor allem im ersten Schwangerschaftsdrittel leichte Gebärmutterkrämpfe. Ein Wärmekissen oder ein Vollbad können hier wohltuende Linderung verschaffen.

Hitzegefühle

Die Schwangerschaftshormone und die veränderten Stoffwechselvorgänge können zu einem ganz leichten Anstieg der Körpertemperatur führen. Demnach kann es sein, dass werdenden Müttern oft sehr warm ist. Der Organismus versucht sich hier selbstständig zu regulieren und abzukühlen, indem ein wenig mehr geschwitzt wird.

Herzklopfen

Die hormonellen Veränderungen können auch zu leichtem Herzklopfen führen. Wenn dieses Anzeichen allerdings regelmäßig auftritt oder länger andauert, sollten Sie das mit Ihrer behandelnden Ärztin/ dem Arzt besprechen. So können andere mögliche Ursachen dafür rechtzeitig ausgeschlossen werden.

Stimmungsschwankungen

Eine Schwangerschaft ist eine völlig neue Lebenssituation, die viele einschneidende und vor allem nachhaltige Veränderungen mit sich bringt.

Stimmungsschwankungen mit einer weiten Spannbreite an Emotionen, von Freude über Aufregung bis hin zu Zweifeln oder gar Angst, sind völlig normal. Vielleicht tut es Ihnen gut, sich in dieser Zeit offen mit Ihrem Partner, der Familie oder Freunden über Ihre Gefühle und Gedanken auszutauschen. Sie müssen das keinesfalls mit sich allein ausmachen!

Verstopfung, Völlegefühl & Blähungen

Auch das Verdauungssystem stellt sich nun um und viele werdende Mütter fühlen sich aufgebläht. Das ist ein ähnliches Gefühl, wie es auch häufig am Anfang der Monatsblutung auftritt. Gegen diese Symptome helfen eine ballaststoffreiche Ernährung und eine adäquate Flüssigkeitszufuhr. Wenn es möglich ist, sollten Sie sich täglich ein wenig bewegen.

Sodbrennen

Auch dieses Symptom kann in der Frühschwangerschaft auftreten und sich in unterschiedlicher Intensität zeigen. Die Muskeln, die dafür sorgen, dass keine saure Magenflüssigkeit in die Speiseröhre gelangt, entspannen sich in der Zeit der Schwangerschaft. Daher kann es durchaus zu Sodbrennen kommen. Versuchen Sie kleinere Mahlzeiten zu sich zu nehmen und vor allem regelmäßig zu essen. Verzichten Sie auf frittierte Nahrungsmittel, aber auch auf scharf gewürzte Gerichte.

Akne-Beschwerden

Die Talgüberproduktion fördert vor allem in der Frühschwangerschaft die Entstehung von Pickeln und Unreinheiten. Reinigen Sie die Haut sanft und vor allem mit einer nicht fettenden Kosmetik.

Schwindel

Stress, Phasen der Erschöpfung und ein verminderter Blutzuckerspiegel können zu leichten Schwindelgefühlen führen. Durch das veränderte Blutvolumen braucht Ihr Körper einige Zeit der Umstellung. Es kann daher auch immer wieder dazu kommen, dass der Blutdruck absinkt. Auch langes Stehen, zum Beispiel in der Schlange an der Supermarktkasse, kann zu Kreislaufbeschwerden und Schwindelgefühlen führen.

Diese Symptome sind für Ihren ungeborenen Schatz ganz unbedenklich. Machen Sie sich in dieser Hinsicht also keine Gedanken! Versuchen Sie für sich doch ein wenig Abhilfe zu schaffen, zum Beispiel durch regelmäßige kleine Mahlzeiten oder erfrischende Wechselduschen.

Verstopfte Nase

Einige werdende Mamas haben im Frühstadium der Schwangerschaft auch anschwellende Nasenschleimhäute. Infolgedessen trocknen die Nasenschleimhäute aus und es kann vereinzelt zu Nasenbluten kommen. Hier ist es wichtig, die Nasenschleimhaut immer gut zu befeuchten. Trinken Sie viel und stellen Sie gerne einen Luftbefeuchter auf.

Kopfschmerzen

Durch den Anstieg des Östrogenspiegels, zu Beginn der Schwangerschaft, kann es häufiger zu Kopfschmerzen kommen. Auch Müdigkeit oder Stressphasen können in der Schwangerschaft zu Spannungskopfschmerzen führen. Sprechen Sie hier bitte mit Ihrem Arzt oder Ihrer Hebamme darüber, welche Kopfschmerzbehandlung die richtige ist.

Vermehrter Harndrang

Müssen Sie öfter als sonst auf die Toilette gehen? Dann kann auch das auf eine mögliche Schwangerschaft hindeuten. Die Niere produziert nun mehr Flüssigkeit und diese landet schließlich in der Harnblase. Bitte schränken Sie die Flüssigkeitszufuhr deswegen auf keinen Fall ein. Im Gegenteil! Wichtig ist jetzt vor allem, dem Körper genug Flüssigkeit zuzuführen.

Spannende und schmerzempfindliche Brüste

Schon im Frühstadium der Schwangerschaft können die Brüste größer und auch berührungsempfindlicher werden. Ihr Körper braucht ein wenig Zeit, um sich den veränderten hormonellen Gegebenheiten anzupassen. Nachdem sich der Organismus aber an die neue Hormonsituation gewöhnt hat, klingen solche Beschwerden im Allgemeinen wieder von alleine ab.

Übelkeit am Morgen

Das ist ein ganz klassisches Schwangerschaftssymptom, das sich in den meisten Fällen nach dem ersten Schwangerschaftsmonat – also zwischen der sechsten und der zwölften SSW – zeigt.

Nicht jeder Frau wird am Morgen übel. Manch werdende Mama kämpft auch überhaupt nicht mit diesem Symptom. Zum Ende des ersten Schwangerschaftsdrittels, also zum Abschluss der Embryonalphase, klingt die Übelkeit im Allgemeinen wieder ab.

Hier kann es förderlich sein, tagsüber mehrere kleine Snackportionen zu essen. Das belastet Ihren Körper nicht und hält auch den Blutzuckerspiegel konstant stabil.

Geschärfte Sinne

In der Regel sind Frauen mit allen Emotionen und Sinnen schwanger. Neben Stimmungsschwankungen schärfen sich bei vielen schwangeren Frauen auch die Sinne. Bestimmte intensive Düfte, wie etwa Parfüm oder Tabakrauch, können Übelkeit auslösen. Der Lieblingstee zum Frühstück riecht nicht mehr wie bisher und auch bestimmte Speisen, die bislang geschmeckt haben, werden nun nicht mehr gemocht.

Auch der Geruch von Fisch, Fleisch oder Eiern wird von vielen Frauen, im Frühstadium der Schwangerschaft als sehr unangenehm empfunden. Grund hierfür sind die vielen hormonellen Veränderungen. Derartige Abneigungen und Veränderungen sind also ganz normal und kein Anlass zur Sorge.

Heißhungergefühle

Zusätzlich zu den Geruchs- und Geschmacksveränderungen können Heißhungerattacken auftauchen. Eine ausgewogene Ernährung ist daher in der Schwangerschaft besonders wichtig und deshalb kommen wir später auf dieses Thema noch gesondert zu sprechen. Heißhungergefühle können oftmals auch auf einen höheren Mineralstoffbedarf hinweisen.

Müdigkeit

Es ist ganz natürlich, sich in den Monaten der Schwangerschaft müde zu fühlen, vor allem im Frühstadium. Der Grund hierfür ist oftmals der Anstieg des Progesteronspiegels, ein Hormon mit einer beruhigenden Wirkung. Der weibliche Körper bildet diesen Botenstoff zwischen der zehnten und der elften SSW aus dem Eibläschen, um die Schwangerschaft halten zu können. Gönnen Sie sich ausreichend Zeit zum Ausruhen und zur Entspannung.

Hautveränderungen

In der Hautpigmentierung werden Sie auch einige Veränderungen bemerken. So verdunkelt sich beispielsweise das Hauterscheinungsbild um Ihre Brust herum. Auch die „Linea negra", ein dunkler Strich von Ihrem Nabel bis hinunter zum Schambein, ist eine charakteristische Hautveränderung in der Schwangerschaft.

Hormonelle Veränderungen

Sehr wichtige Schwangerschaftshormone sind Östrogene, das Progesteron, HCG sowie HPL. Aber auch die mütterlichen Hormone LH, FSH, Vasopressin, Cortison, Oxytocin, Insulin, Cortisol sowie Schilddrüsenhormone spielen eine sehr wichtige Rolle.

So können hormonelle Veränderungen die Reaktionsfähigkeit des Immunsystems beeinflussen. Infolgedessen kann es beispielsweise zu Entzündungen kommen, etwa im Mundraum.

Jeder Schwangerschaftsverlauf ist einzigartig. Vielleicht bemerken Sie an sich nur einige, der oben beschriebenen Symptome und Anzeichen. Einige Frauen spüren die „veränderten Umstände" sobald die Monatsblutung ausbleibt, andere wiederum merken sie noch vor dem Ausbleiben der Periode.

All diese Signale sind aber nur mögliche Anzeichen. Sichere Gewissheit kann in der Regel nur ein Schwangerschaftstest verschaffen. Grundsätzlich stehen **drei unterschiedliche Methoden** zur Verfügung, **um eine Schwangerschaft zu überprüfen:**

a. Urintest/Schwangerschaftstest

Dieser wird ab dem Tag der ausbleibenden Regelblutung gemacht, im Idealfall aber zwei Tage später.

Schwangerschaftstests gibt es in der Apotheke oder Drogerie zu kaufen. Einen solchen Urintest können Sie flexibel und einfach zuhause selbst durchführen. Der erste Urinstrahl am Morgen hat die höchste Konzentration des Schwangerschaftshormons HCG. Das heißt, dass in der Früh auch das sicherste Ergebnis zu erwarten ist.

Für die Messung wird das Teststäbchen in den Urinstrahl oder in einen Harnprobenbehälter gehalten. Nach wenigen Minuten lässt sich das Testergebnis dann ablesen. Solche Urin-Schwangerschaftstests gelten im Allgemeinen als sehr zuverlässig. Den Herstellern zufolge kann mit 95-prozentiger Wahrscheinlichkeit ein zuverlässiges Ergebnis abgelesen werden.

b. Bluttest

In Frauenarzt- oder auch in Hebammenpraxen kann, rund zwei Tage vor dem Einsetzen der Regelblutung, ein Bluttest durchgeführt werden. Das Testergebnis liegt nach ungefähr 24 Stunden vor und ist sehr zuverlässig.

c. Ultraschall

Ungefähr sieben bis vierzehn Tage nach dem Ausbleiben der Periode kann die Ärztin oder der Arzt eine Ultraschalluntersuchung, eine sogenannte Sonografie, durchführen. Auf dem Ultraschallbild kann dann schon einen kleine Fruchthöhle in der Gebärmutter erkannt werden.

Ihre Schwangerschaft – Woche für Woche

Die erste und zweite Woche

Mama	*Baby*
Die Regelblutung setzt ein. Ihr Körper bereitet sich jetzt auf den neuen Zyklus vor. Im Verlauf dieses Zyklus kann nun eine Schwangerschaft eintreten. Der Beginn der letzten Periode ist der Ausgangspunkt für die weitere Berechnung der Schwangerschaftsdauer und des Geburtstermins, denn die meisten Frauen bekommen ihren Eisprung überhaupt nicht bewusst mit. Ausgehend vom Beginn der letzten Menstruationsblutung werden nun im Schnitt 280 Tage gerechnet, bis Sie Ihr Baby endlich in die Arme schließen können. Die **Schwangerschaft beginnt rechnerisch** also **14 Tage vor der eigentlichen Befruchtung der Eizelle durch die Samenzelle.** In dieser Zeit sollten Sie besonders auf eine ausgewogene Ernährung und ein gesundes Gewicht achten. Eine bewusste und gesunde Lebensweise sowie ein ausgewogenes und nährstoffreiches Essverhalten erhöhen die Chancen auf eine Schwangerschaft.	In der ersten Woche existiert das Baby noch gar nicht, denn Ihre Monatsblutung hat gerade erst begonnen. Sie können aber schon jetzt in diesen Tagen auf gesunde Lebensgewohnheiten achten. Ärzte, Hebammen und Ernährungsexperten der Deutschen Gesellschaft für Ernährung raten zudem dazu, **jeden Tag 400 µg Folsäure** einzunehmen. Vermeiden Sie Stressbelastungen und gönnen Sie sich schöne gemeinsame Stunden mit Ihrem Partner.

Woche 3

Mama	*Baby*
Ab der dritten SSW entwickelt sich das Baby. Ganz am Anfang ist es noch ein kleiner kugelrunder Zellhaufen, ungefähr so groß wie der Kopf einer Stecknadel. Dieses Zellklümpchen nistet sich dann in die Gebärmutterschleimhaut ein und ist somit an den Versorgungskreislauf der Mama angeschlossen. Das Wachstum und die Reifung können somit beginnen.	Nach der Befruchtung verhärtet die Eizelle ihre Membran, also ihre Außenhülle, sodass von nun an keine weiteren Spermien mehr ins Innere gelangen können. Die Samenzelle, die es ins Innere geschafft hat, verschmilzt mit der Eizelle und das Kind beginnt als eigene Zelle – als sogenannte **Zygote** – das Leben. In dieser Zeit verbinden sich die Erbinformationen der männlichen Samenzelle mit denen der weiblichen Eizelle. Der „Baby-Bauplan“ entsteht. Die befruchtete Zelle beginnt nun mit der Teilung und macht sich auf den Weg zur Gebärmutter. Hier **steht schon fest, ob es sich um ein Mädchen oder um einen Jungen handelt,** denn sowohl Samen- wie auch Eizelle haben ein Geschlechtschromosom. Weibliche Eizellen haben immer ein X-Chromosom. Nun hängt es davon ab, ob die Samenzelle ein X-Chromosom mitbringt oder ein Y-Chromosom. Eine XX-Kombination beschenkt Sie mit einem Mädchen, eine XY-Kombination sorgt dafür, dass Sie bald einen kleinen Jungen erwarten.

Woche 4

Mama

Nach der Befruchtung der Eizelle beginnt Ihr Körper mit der Produktion von schwangerschaftserhaltenden Hormonen. Diese Hormone sorgen dann letztlich auch für eine Unterbrechung des normalen Menstruations-zyklus. Gebildet werden nun das Schwangerschaftshormon HCG, Östrogen und Progesteron. Viele werdende Mamas merken in dieser Zeit nun schon, dass sie sich müde fühlen. Einige nehmen auch ein Spannungsgefühl in den Brüsten wahr.

Die Uterusschleimhaut bildet nun ein weiches Polster aus, in das sich die äußeren Zellen der „Baby-Zellkugel" einnisten. Bei einigen Frauen zeigt sich nach der Einnistung der Eizelle eine rosa bis leicht bräunliche Blutung, die sogenannte Einnistungsblutung.

Gegen Ende dieser vierten Woche sollte die Konzentration des HCG-Hormons schon so hoch sein, dass ein Schwangerschaftstest ein zuverlässiges und aussagekräftiges Ergebnis liefert. Sollte der Schwangerschaftstest doch noch negativ ausfallen, können Sie

Baby

In Woche 4 ist das Baby ein ca. 1 Millimeter kleiner Ball, der aus mehreren hundert Zellen besteht. Diese „Baby-Zellkugel" wird in der medizinischen Fachsprache als **Blastozyste** bezeichnet.

Diese Blastozyste teilt sich dann in zwei Teile: Ein Teil der Zellkugel vergräbt sich tief in die Schleimhaut der Gebärmutter, die nun schon sehr klebrig geworden ist und der Zellkugel somit einen sicheren Halt bietet.

An der Stelle, an der sich diese Blastozyste nun in die Gebärmutter eingräbt, entsteht später der Mutterkuchen, die Plazenta. Am Anfang bildet sich aber erst einmal der sogenannte **Dottersack** aus. Dieser versorgt Ihren kleinen Schatz in der Anfangszeit mit allem.

Aus dem anderen Teil der Blastozyste entsteht Ihr Kind. Dieser Teil besteht aus insgesamt 3 Zell-Lagen:

- **Innere Zell-Lage** bildet die Schilddrüse, die Leber, die Bauchspeicheldrüse, die Harnblase und den Verdauungstrakt.

zwei bis drei Tage warten und es dann einfach nochmals probieren.	• **Mittlere Zell-Lage** bildet die Knochen, die Muskeln, die Blutgefäße und die Nieren. • **Äußere Zell-Lage** bildet dann das Nervensystem, das Gehirn, die Haut und die Haare. Das HCG - Hormon, das nun produziert wird, erhöht die Bildung der Hormone Progesteron und Östrogen. Diese Botenstoffe helfen der Plazenta zu wachsen und den Embryo zu ernähren. Unter der Hülle der Zellkugel beginnt sich das Fruchtwasser zu sammeln. Es entsteht eine kleine Höhle, die später zur Fruchtblase wird.

Woche 5

Mama	***Baby***
Hier wissen die meisten Frauen schon von der Schwangerschaft, denn die Regelblutung ist ausgeblieben und ein Schwangerschaftstest kann ein entsprechendes Ergebnis bestätigen. • Im Körper vollziehen sich immer mehr Veränderungen, die auch immer besser spürbar werden:	Ihr kleiner Schatz ist noch winzig klein und hat vom Scheitel bis zum Steißbein eine Länge von ca. 1,25 Millimeter. • Die **Nabelschnur** des Babys verbindet sich nun mit der entstehenden Plazenta. • In dieser Woche entwickeln sich auch die **Wirbelsäule**, das **Gehirn** und die **Anfänge des Magen-Darm-Trakts**.

- So intensiviert sich zum Beispiel der Geruch- und auch der Geschmackssinn.
- Auch ein leicht metallischer Geschmack im Mund kann in Verbindung mit einer vermehrten Speichelbildung auftreten.
- Erbrechen und Übelkeit können hinzukommen.
- Auch Völle- und Schwindelgefühle sind keine Seltenheit.
- Einige werdende Mamas verspüren Abneigungen gegen bestimmte Lebensmittel, wieder andere hegen spezielle Gelüste.

***Tipp:** Zu Beginn ist das Baby noch sehr empfindlich gegenüber Einflüssen von außen. Passen Sie daher unbedingt mit Genussmitteln wie Alkohol oder Nikotin auf, aber ebenso mit Arzneimitteln.*

- Auch **Augen und Ohren** werden bei Ihrem kleinen Schatz angelegt.
- **Weiche Knochen und Muskeln** entstehen.
- Die **Herzwände** beginnen zu wachsen und sich in die unterschiedlichen Herzkammern zu unterteilen. Nun wird das Herz bald in einem regelmäßigen Rhythmus pochen.
- Auch die inneren Körperorgane, wie **Nieren und Leber**, beginnen sich auszubilden.
- In der Woche 5 schließt sich auch die Nervenröhre, die das kindliche Hirn mit dem Rückenmark verbindet.
- Die **Hände und Füße** beginnen langsam zu wachsen. Aus den kleinen Knospen entstehen dann die Beinchen und Ärmchen Ihres Kindes.
- Der **Darm** bildet sich aus und der Blinddarm wird fest angelegt.
- Aus den kleinen Fältchen, an der Stelle unterhalb des späteren Mundes, bilden sich der **Unterkiefer** und der Hals.
- Bereits jetzt entwickeln sich ganz feine erste Gesichtszüge. Auch kleine Nasenlöcher sind schon zu erkennen.
- Im Inneren des Auges formen sich die Anfänge der Retina, der

	Netzhaut. Es bilden sich Blutgefäße und Blutzellen.

Woche 6

Mama	***Baby***
In der sechsten Woche spüren Sie als werdende Mama schon ganz deutlich, wie Ihre Brüste größer und auch berührungsempfindlicher werden. Die Ursache hierfür sind Veränderungen im hormonellen Haushalt, die auch die Milchdrüsen anregen. Der Brustwarzenhof verändert sein Aussehen und wird dunkler. Die Äderchen kommen nun unter der Haut immer besser zum Vorschein. Besorgen Sie sich einen gutsitzenden und angenehmen BH, der Ihnen ausreichend Halt bietet. Pflegen und verwöhnen Sie Ihre Haut auch mit einem natürlichen Pflegeöl ohne chemische Zusätze, zum Beispiel mit einem Calendula- oder Mandelöl. In dieser Zeit kämpfen auch viele werdende Mütter mit Übelkeitsgefühlen und Erbrechen. Einige nehmen infolgedessen auch etwas Gewicht ab. Falls Sie davon betroffen sein sollten, achten Sie	Das Baby hat nun eine Größe von ungefähr 2 bis 4 mm, ähnlich wie eine kleine Kaulquappe. • Das **Herz** wächst immer weiter und beginnt zu schlagen. Auch wenn Sie es als Mama noch nicht fühlen können, so schlägt es bereits 150-mal pro Minute. Das ist ungefähr doppelt so schnell wie Ihr Herz! • Wichtige Körperorgane, wie zum Beispiel die **Leber**, entwickeln sich noch weiter. Im Vergleich zum Babyrumpf ist der Kopf Ihres kleinen Schatzes noch überdimensional, also noch deutlich zu groß. • Auch die **Gesichtszüge** formen sich nun mehr und mehr aus. Es bilden sich große dunkle Flecken an den Stellen, an denen die Augen sitzen. • Auch kleine Öffnungen bilden nun die **Nasenlöcher** und kleine Vertiefungen markieren die Position der **Ohren**.

bitte darauf, dass die Gewichtsabnahme nicht zu drastisch ausfällt.	• Ebenso sind kleinere Knospen zu sehen. Sie bilden sich später zu **Armen und Beinen**. Die kleinen Paddel, welche auf dem Ultraschall zu sehen sind, werden zu Händen und Füßen. • Auch die **Muskelstrange** und die Hirnanhangsdrüse beginnen zu wachsen. Ungefähr nach der Hälfte der sechsten SSW führt das Embryo seine ersten Bewegungen aus. • Auch das **Neuralrohr** schließt sich und bildet die Wirbelsäule sowie das Hirn des Babys. Das Kind nimmt nun die, für diese Entwicklungsphase typische C-Form an.

Tipps gegen Übelkeit & Erbrechen

- Wenn Sie unter Morgenübelkeit leiden sollten, können Sie bereits vor dem Aufstehen ein wenig essen oder trinken. Sehr gut geeignet sind zum Beispiel ein Stück Zwieback oder ein Knäckebrot.

- Versuchen Sie, häufig zu trinken, z. B. Wasser, Kräutertee oder Gemüsebrühe. Sie haben die freie Wahl. Sie können alternativ auch zu saftigen Früchten greifen, wie etwa einen reifen Pfirsich.

- Wenn Sie unterwegs unter Übelkeit leiden, können Sie einen kleinen Snack mitnehmen. Eine Fruchtschnitte, ein Müsli-Riegel oder nicht geschwefelte Trockenfrüchte belasten den Körper nicht, vertreiben aber sanft die Übelkeit.

- Kauen oder Knabbern regt den Speichelfluss an und das wiederum vertreibt Übelkeitsgefühle. Sehr gut geeignet sind auch rohe Gemüsestifte, Vollkornkekse, Mandeln, Kürbiskerne oder Haferflocken.

- Auch B-Vitamine helfen gegen Übelkeit, vor allem Vitamin B6. Dieses findet sich in Vollkorn, in Bananen, in Weizenkeimen, in Fleisch, in Walnüssen und auch in Lachs. Vitamin B6 kann Ihnen Ihre behandelnde Ärztin oder Ihr Arzt auch in Drageeform verordnen. Sprechen Sie hier unbedingt mit ihr oder ihm. Alle B-Vitamine sind übrigens wasserlöslich. Daher besteht keine Gefahr einer Überdosierung.

- Vielleicht erleichtert Ihnen ein Ernährungstagebuch den Alltag? Schreiben Sie auf, wann genau Sie eine Übelkeit spüren. Gibt es wiederkehrende Auslöser wie zum Beispiel bestimmte Gerüche? Wenn Sie genau wissen, woran es liegt, können Sie diese Auslöser gezielt meiden.

Woche 7

Mama	*Baby*
Die Schwangerschaft ist von außen noch nicht erkennbar, doch Sie nehmen schon erste Anzeichen und Signale wahr, die auf große Veränderungen in Ihrem Körperinneren hindeuten. So kommt es beispielsweise zu einem schnelleren Herzschlag, Übelkeit oder auch zu einer ausgeprägten Müdigkeit. Auch die Stoffwechselprozesse werden um ungefähr 25 Prozent schneller. *Tipp: Überlegen Sie sich jetzt langsam wie Ihre Wunschbetreuung für die nun bevorstehende Zeit aussieht. Möchten Sie eine Frauenärztin oder einen Arzt? Möchten Sie alternativ eine Hebamme oder beides zusammen?*	Wie eine kleine Weintraube sieht es auf dem Ultraschall aus, doch im Inneren ist es schon ein richtiger kleiner Mensch. Noch wirkt der Kopf etwas zu groß, doch das ist in Ordnung und muss so sein. • Die **Lippen**, die **Zunge**, das **Pigmentieren der Augennetzhäute** und die Entstehung der beiden Nasenlöcher sorgen in der 7. Woche dafür, dass schon ein kleines Gesichtchen erkennbar wird. • Auch die **Zahn- und Gaumenbildung** beginnt nun. • Auch die **Beine und Arme** werden ein wenig länger und beginnen, sich zu bewegen. Ihr Schatz bekommt winzig kleine Füßchen und Fingerchen, doch in dieser frühen Entwicklungsphase haben diese noch Schwimmhäute. • Das **Herz** hat nun zwei Kammern und auch das Gehirn entwickelt sich weiter. Es entsteht die rechte sowie die linke Gehirnhälfte. • Die **Muskeln** verbinden sich mit dem Nervensystem. Das Knochenmark hat seine Aufgabe noch nicht übernommen und bildet noch

	keine roten Blutkörperchen. In dieser Phase übernimmt die Leber noch diese Funktion. • Ihr **Baby** wird von nun an immer **schneller wachsen**. Die bereits vorhandenen Körperorgane entwickeln sich weiter und werden i komplexer und ausgefeilter. Der Darm, die Leber, die Lunge, die Nieren und die inneren Sexualorgane sind nun vollständig entwickelt. • In dieser Woche hat das Baby noch kein Unterhautfettgewebe: Die **Haut** ist somit **papierdünn** und die darunterliegenden Äderchen kommen sehr deutlich zum Vorschein.

Woche 8

Mama	***Baby***
Ihre Gebärmutter erreicht in der achten Woche ungefähr die Größe einer Orange. Auch wenn sie noch nicht allzu groß ist, beginnt sie schon auf die Harnblase zu drücken. Die Folge ist ein vermehrter Harndrang. An dieses Schwangerschaftsphänomen müssen Sie sich von nun an leider gewöhnen, denn es wird Sie bis kurz vor der Entbindung begleiten.	Ihr kleiner Liebling erreicht in Ihrem Bauch nun „Bohnengröße", d.h. eine Länge vom Scheitel bis zum Steiß von 14 – 20 Millimeter. Das ist ungefähr so groß wie die Breite Ihres Daumennagels. Alle **Körperorgane**, die Nerven und auch die Muskulatur **beginnen nun zu arbeiten.** Beine und Arme wachsen weiter und werden immer stabiler. An

Die Mutterbänder, die dafür sorgen, dass die Gebärmutter am vorgesehenen Platz bleibt, dehnen sich nun immer weiter. Das kann leichte Unterbauchschmerzen zur Folge haben.

Auch in der achten Woche fühlen sich noch viele werdende Mütter müde, ausgelaugt und schnell erschöpft. Machen Sie sich bitte keinen Druck und lassen Sie es langsam angehen. Gönnen Sie sich viel Ruhe, Entspannung und erholsamen Schlaf. Lange wird diese Müdigkeit nun nicht mehr anhalten.

den Handgelenken beginnen sich die Händchen zu biegen und die Schwimmhäute an den Füßen verlieren sich. Die Gelenke bilden sich also und die **Bewegungen** Ihres Babys sind **im Ultraschall schon sehr gut erkennbar**. In ungefähr 10-12 Wochen werden Sie die Bewegungen Ihres Kindes auch selbst schon fühlen können. Zunächst einmal wird es ein zartes Flattern sein, dann kommen immer deutlicher wahrnehmbare Tritte hinzu. Freuen Sie sich auf diesen einzigartigen Moment!

Das **Innenohr** entwickelt sich weiter. Das ist essenziell wichtig für den Gleichgewichtssinn und für das Hören.
Auch die Augen, die Augenlider sowie die Nasenspitze entwickeln sich weiter.

Unter der dünnen Haut zeigen sich nun feine, rote **Blutgefäße**. Auch in der Nabelschnur sind nun alle Gefäße vollständig ausgebildet, um Ihr Kind optimal zu versorgen und Stoffwechselendprodukte herauszuleiten.

Woche 9

Mama

Nun klingt die Müdigkeit immer mehr ab und auch die Übelkeit wird besser.

Ihr Bauchumfang hat noch nicht sichtbar zugenommen, dennoch laufen in Ihrem Körper rasant bemerkenswerte Veränderungen ab.

Viele Frauen schätzen bereits in dieser SSW locker sitzende, bequeme Kleidung, die sie im Alltag nicht einengt. Gönnen Sie sich auch gerne einen neuen BH, denn seit der Einnistung der befruchteten Eizelle hat sich Ihr Brustumfang deutlich vergrößert.

Auch Ihr Uterus ist in der neunten Woche nun ungefähr doppelt so groß wie zum Zeitpunkt der Zeugung.

Baby

Der Körper Ihres Kindes wächst immer weiter und erreicht nun eine Scheitel-Steiß-Länge von rund 16 – 24 mm.

- Der **Nacken** entsteht nun und das Baby wird immer mehr zu einem kleinen Menschen!
- Die **Augenlider** bedecken nun fast vollständig die Augen. Es entsteht auch eine erste Nervenverbindung zwischen dem Gehirn und den Augen.
- Das **Innenohr** ist nun schon komplett ausgebildet, sodass Ihr Baby schon erste Töne wahrnehmen kann.
- Die **Zehen und Finger** lassen sich nun deutlich unterscheiden. Die Arme werden immer länger und winkeln sich auch an den Ellenbogen ab. Auch das Zwerchfell bildet sich in der 9. SSW aus.
- Auch die **Genitalien** beginnen sich mehr und mehr auszuformen, doch die Frage nach dem Geschlecht des Kindes lässt sich noch nicht beantworten. Sohn oder doch Tochter? Das enthüllt sich in der Ultraschalluntersuchung erst ab der 15. Woche Ihrer Schwangerschaft.

Woche 10

Mama	*Baby*
Viele werdende Mamas spüren nun die hormonellen Auswirkungen ganz deutlich. Es kommt typischerweise zu Stimmungs-schwankungen, die sich in verschiedensten Gefühlsausbrüchen entladen können. Viele Schwangere machen sich in dieser Zeit Sorgen über den weiteren Schwangerschafts-verlauf oder sinnen darüber nach, wie der Alltag mit dem Baby wohl sein wird. In der zehnten SSW werden Sie mit den pränatalen Diagnostikmethoden konfrontiert, also mit den vorgeburtlichen Untersuchungen und Möglichkeiten. Schauen Sie sich alles in Ruhe an und bilden Sie sich Ihre eigene Meinung. Seien Sie auch bitte mutig genug, Angebote abzulehnen, wenn eine Untersuchung für Sie nicht in Frage kommen sollte. Hören Sie auf Ihren eigenen Instinkt, denn es ist grundlegend wichtig, dass Sie sich mit allem wohlfühlen.	Nun erreicht das Baby schon eine Größe von 2 bis 3 cm – das entspricht in etwa der Größe einer Briefmarke und wiegt in etwa zweieinhalb Gramm. **Jetzt wird das Embryo zum Fötus.** • Alle wichtigen Körperorgane, Gliedmaßen, Gefäße, Zähne und Nägel sind nun ausgebildet. • Von nun an muss Ihr kleiner Schatz nur noch wachsen, bis er außerhalb Ihres Körpers selbstständig lebensfähig ist. • Die Organe Ihres Babys werden in der kommenden Zeit noch weiter ausreifen und noch perfekter funktionieren. • Ernähren Sie sich gut, verzichten Sie auf ungesunde Genussmittel und bieten Sie Ihrem Kind somit die besten Entwicklungsbedingungen.

Woche 11

Mama	*Baby*
Im Durchschnitt nehmen schwangere Frauen im ersten Drittel zwischen einem und drei Kilogramm zu. Wenn Sie noch immer mit Übelkeit kämpfen, kann es hingegen sein, dass Sie etwas Gewicht verlieren. Bei einigen Frauen können sich die Übelkeitsbeschwerden vereinzelt auch länger hinziehen. Achten Sie auch unbedingt in dieser Phase darauf, immer ausreichend zu trinken, denn ihr Blutvolumen steigt. Schließlich muss Ihr Herz nun noch mehr Blut durch den gesamten Körper pumpen. Der Kreislauf ist also deutlich beschleunigter und das bringt den schönen Nebeneffekt warmer Hände und Füße mit sich. Viele werdende Mamas haben nun richtig Freude daran, sich zu bewegen und an verschiedenen Kursen teilzunehmen, so beispielsweise an Yoga-Kursen, Tai-Chi oder leichter Wassergymnastik.	Nun erreicht Ihr Baby eine Scheitel-Steiß-Länge von circa 4 cm und wiegt rund 5 Gramm. Der Kopf macht noch immer die Hälfte der ganzen Babygröße aus. Der Hals ist nun schon länger geworden und Ihr kleiner Liebling kann seinen Kopf somit zu den Seiten, nach vorne sowie nach hinten bewegen. Auf der Zunge bilden sich nun die feinen Geschmacksknospen aus. Auch die noch recht durchsichtige Haut bildet weitere Hautschichten mit Talgdrüsen und Haarwurzeln aus. Im kleinen Babykörper setzt sich auch die Knochenbildung weiter fort. Die Geschlechtshormone entwickeln sich ebenfalls weiter und somit endet die „geschlechtsneutrale" Phase. Bei Jungen wächst der Phallus zunehmend in die Länge und wird so allmählich zum Penis. Bei Mädchen entstehen in diesen Tagen die ersten Anzeichen der weiblichen Genitalien. Nun sind alle Körperorgane und auch die äußeren Strukturen fertig angelegt. Das Herz Ihres Kindes pumpt nun das Blut zu allen wichtigen Körperorganen, die schrittweise ihre Aufgaben übernehmen.

Woche 12

Mama	*Baby*
Jetzt müssten die Übelkeitsbeschwerden deutlich nachlassen. Ihre Gebärmutter ist nun schon so groß geworden, dass Sie diese direkt über dem Schambein von außen tasten können. Wenn Sie gerade Ihr erstes Kind erwarten, rundet sich Ihr Bauch in dieser Woche noch nicht so deutlich. Wenn Sie bereits ein Kind zur Welt gebracht haben, können sich schon kleine Bauchrundungen zeigen. Achten Sie auf lockere und bequem sitzende Kleidung, denn das fördert Ihr Wohlbefinden. Die Gefahr einer Fehlgeburt sinkt nun, Medizinern zufolge, auf unter ein Prozent. Das sorgt bei vielen werdenden Mamas für viel innere Ruhe und Entspannung. Viele berichten nun auch dem Umfeld von der wunderschönen Nachricht, dass sie ein Kind erwarten.	Nun entwickelt sich der Verdauungstrakt weiter. Die Darmzotten wachsen und auch der Dünndarm entwickelt sich. Ihr kleiner Bauchbewohner erreicht eine Größe von etwa fünf Zentimetern, ungefähr so groß wie Ihr kleiner Finger an der Hand. Das Körpergewicht klettert auf rund 10 Gramm. Das Kind kann nun schon an seinem Finger saugen, lächeln und auch die Stirn runzeln. Auch gähnen kann das kleine Baby nun bereits. In der 12. SSW haben sich die Nervenzellen schon rasant vervielfältigt und im Hirn entstehen die ersten Synapsen. Die Knochen werden härter, das Haarwachstum beginnt und 20 Zahnwurzeln bilden sich. Die Zehen- und Fingernägelchen werden jetzt sichtbar. Ihr Kleines bewegt sich nun schon rege im Fruchtwasser und lässt sich bei den Ultraschalluntersuchungen auch schon gerne dabei zusehen.

	Das kindliche Verdauungssystem kann Zucker in den Blutkreislauf aufnehmen. Das kleine Herzchen schlägt zwischen 120- und 160-mal pro Minute, das ist doppelt so schnell wie bei einem erwachsenen Menschen. Die Leber stellt Gallenflüssigkeit her und die Nieren geben Urin in die Harnblase ab. Auch die ersten Reflexe lassen sich beobachten, vor allem der Greifreflex. Wenn man in dieser Entwicklungsphase die Fußsohlen oder die Handinnenflächen des Babys berühren könnte, würden sich die Finger und Zehen reflexartig krümmen.

Woche 13

Mama	*Baby*
Nun beginnt das zweite Schwangerschaftstrimester. Bei einigen Frauen lässt sich das Bäuchlein nun kaum mehr verstecken, denn die Gebärmutter hat mittlerweile die Größe einer Grapefruit erreicht.	Ihr Baby ist nun zwischen 7 und 7,5 cm groß und wiegt 30 Gramm. Das ist ungefähr so lang wie Ihr Zeigefinger. Das Babyköpfchen wächst nicht mehr so rasant wie der Rest. Alles wirkt deutlich proportionaler. Die kleinen Händchen können schon zu Fäusten geballt werden.

Der Druck auf die Harnblase steigt, doch dafür klingt die Müdigkeit bei den meisten Schwangeren ab.

Die Brüste beginnen mit der Vormilch-Produktion und bereiten sich immer mehr darauf vor, das Neugeborene nach der Geburt ernähren zu können.

Auf den **Fingerspitzen** befinden sich bereits Papillarmuster, der einzigartige „Fingerabdruck", mit dem das Baby später von allen anderen Menschen dieser Welt unterschieden wird.

Die Hirnanhangsdrüse ist final entwickelt und auch die Bauchspeicheldrüse beginnt mit der Insulinbildung.

Die **Schilddrüse** bildet bereits erste Hormone.

Die **Leber** produziert weiter Gallensäure, die in der immer wachsenden Gallenblase gespeichert wird.

Beim Baby wechseln sich nun kurze Ruhe- und Aktivitätsphasen ab. Es gähnt, hat Schluckauf und strampelt nun schon rege mit den Beinchen. Es führt die Händchen zum Mund und spielt auch mit der eigenen Nabelschnur.

Auch die **Stimmbänder** entwickeln sich, sodass das Kind bereits Stimmlaute von sich geben könnte.

Mama	*Baby*
Die meisten schwangeren Frauen genießen ihre Schwangerschaft in vollen Zügen. Das ist ein guter Zeitpunkt, um nochmals mehr auf die eigene Person zu schauen. Machen Sie ein moderates Bewegungsprogramm, das zu Ihnen passt. Auch Zahnpflege ist ein wichtiges Thema. Die 14. Schwangerschaftswoche offenbart Ihnen, ohne Bekleidung, vor dem Spiegel die deutlichen Veränderungen der Schwangerschaft. Die Gebärmutter wächst immer mehr in den oberen Bauchraum hinein. Durch die hormonellen Veränderungen kann es unter Umständen zu Verstopfung kommen. Trinken Sie reichlich Wasser und essen Sie viele frische Früchte und Gemüse.	Mädchen oder doch ein Bub? Diese Frage lässt sich nun bald klären, denn die äußeren Geschlechtsorgane sind immer besser differenzierbar. Im Babyköpfchen formen sich noch die knorpeligen Schädelknochen, das Stirnbein, das Scheitelbein und das Keilbein, aus. Sie bilden im Oberkiefer die zwei Nasennebenhöhlen. Ihr Kleines bewegt sich lebhaft, doch die Bewegungen sind erst in ein paar Wochen für Sie so richtig spürbar. In diesem Stadium ist das Kind ca. 8,5 cm lang und 50 Gramm schwer. Der kleine Körper ist komplett mit dem weichen und hellen Haarflaum bedeckt, das sogenannte Lanugo-Haar. Dieses Flaumhaar verschwindet bis zur Geburt vollständig. Auch auf dem Kopf wachsen winzig kleine Haare und die Augenbrauen entstehen. Die Haarfarbe des Kindes entwickelt sich im Übrigen erst nach der Geburt. Durch Ihre täglichen Bewegungen wird das Baby sanft geschaukelt.

	So kann sich der kindliche Gleichgewichtssinn noch besser weiterentwickeln.

Woche 15

Mama	*Baby*
Die Gebärmutter ist nun schon bis fast unter Ihren Bauchnabel gewachsen. Wenn Sie sich in der Sonne aufhalten möchten, sollten Sie unbedingt auf einen sehr guten Sonnenschutz achten. Sie werden nun rascher braun und sind stärker pigmentiert. Doch es kann in diesen Tagen auch zur Entstehung der schwangerschaftstypischen dunklen Flecken kommen. Diese verschwinden aber glücklicherweise nach der Geburt wieder. Auch Besenreiser können nun immer mehr zu einem Thema werden. Achten Sie daher auf eine opti male Hautpflege.	Nun ist Ihr Kind schon so groß wie eine Avocado, nämlich ungefähr 10 cm groß. Es ist etwa 90 Gramm schwer und atmet nun kleine Fruchtwassermengen ein und aus. Das stärkt die Lungenfunktion Ihres kleinen Schatzes! Die Milz übernimmt Ihre Aufgaben und entlastet von nun an die Leber bei der Blutbildung. Sie baut rote Blutkörperchen ab, filtert das Blut und stellt sogar erste eigene Antikörper her. Das kleine Herz Ihres Kindes hat schon in der 15. SSW eine Leistung von etwa 100 l pro Tag. Der Herzschlag kann nun von außen gut abgehört werden. In diesem Stadium kann auch das „Outing“ erfolgen. Jetzt sind die Geschlechtsorgane gut voneinander abgrenzbar und Ihre Ärztin oder Ihr Arzt kann Ihnen sagen, ob Sie einen Sohn oder eine Tochter bekommen.

	Da die kleinen Knochen des Innenohrs nun komplett ausgebildet sind, kann das Kind auch kleine Schwingungen von außen wahrnehmen. Es fühlt also, wenn Sie sprechen. Die Beinchen sind nun länger als die Ärmchen und alle Gelenke und Gliedmaßen können sich bewegen.

Woche 16

Mama	*Baby*
Bei den meisten schwangeren Frauen ist der Bauch nun mittlerweile so groß, dass spezielle Umstandskleidung benötigt wird. Suchen Sie sich hübsche Mode aus, die Ihnen Freude macht. Viele Frauen freuen sich in dieser Woche über ein gesundes und frisches Aussehen und vor allem über eine füllig kräftige Haarpracht. Das ist eine positive und schöne Auswirkung der hormonellen Veränderungen in Ihrem Körper sowie der gesteigerten Durchblutung. Die Plazenta und die Gebärmutter wachsen immer weiter und stellen nun ungefähr 250 ml Fruchtwasser für Ihr Kind her.	Die kleinen Schlucke Fruchtwasser, die Ihr Baby nimmt, führen nun dazu, dass sich ein wenig Stuhl in seinem kleinen Darm bildet. Dieser erste Darminhalt wird Kindspech (Mekonium) genannt und nimmt jetzt schon seine typische dunkelgrüne Farbe an. Diese Farbe entsteht durch Gallenfarbstoffe. Die Grünfärbung zeigt zudem an, dass bereits Hämoglobin durch die Leberzellen abgebaut und der Gallenfarbstoff Bilirubin gebildet wird. Die ersten Darmbewegungen kommen aber erst in wenigen Wochen. Im Kiefer vergrößern sich die Schmelzglocken für die Milchzähne noch weiter und die Prädentin-Bildung beginnt. Das ist eine noch

Sehr viele Frauen erleben in diesem Stadium einen besonderen Heißhunger auf süße Lebensmittel. Wenn Sie nach einer gesünderen Alternative zu Gummibärchen, Schoko & Co. suchen können Sie zu Nüssen oder Trockenfrüchten greifen.	nicht verkalkte Vorstufe des Dentins, des Zahnbeins. Ihr Baby macht nun schon kräftig Purzelbäume und spielt mit der Nabelschnur. Noch immer hat die Haut kein Unterfettgewebe und erscheint weiterhin fast transparent. Das Unterhautfettgewebe braucht das Baby erst nach der Geburt, um die Körpertemperatur auf einem konstanten Level halten zu können. In den nächsten 3 Wochen steht ein ordentlicher Wachstumsschub an. Ihr Kind wird deutlich größer werden und sein Gewicht dabei fast verdoppeln. Jetzt ist Ihr Kleines noch ca. 12 cm groß und rund 110 Gramm schwer.

Woche 17

Mama	*Baby*
Die Gebärmutter-Haltebänder, die dafür sorgen, dass das Organ fest an seinem Platz bleibt, werden nun immer mehr gespannt. Das merken Sie oft durch einen kleinen Zugschmerz beidseitig vom Bauchnabel bis in die Leisten. Auch im Rücken in Richtung Kreuzbein kann dieser Zugschmerz auftreten.	13 Zentimeter Größe und ein Gewicht von 150 Gramm! Es geht langsam immer weiter vorwärts. Die Nabelschnur wächst ordentlich und die Plazenta ist nun genauso groß wie das Kind selbst. Auch die Knochenbildung im Rücken schreitet weiter voran.

	Das Fettgewebe bildet sich aus und die Muskeln gewinnen immer mehr an Volumen und Länge. Das gibt Ihrem Kind später Kraft, sein Köpfchen aufzurichten. Das Skelett des Babys besteht zum überwiegenden Teil noch aus gummiartigen Knorpeln, die sich später mehr und mehr verhärten. Um das Rückenmark legt sich eine Schutzsubstanz, das Myelin. Die Reflexe reifen weiter aus und im Hirn entstehen immer mehr Synapsen. Das Baby hat nun einen eigenen Kreislauf, der komplett funktionsfähig ist.

Woche 18

Mama	***Baby***
Die Gebärmutter erreicht nun die Größe einer Zuckermelone und wächst immer weiter in Richtung Nabel. Das Baby ist etwas weitergewandert, der Druck auf die Blase nimmt ab. Jetzt können schon langsam die ersten Rückenbeschwerden auftreten. Die Linea negra entsteht, eine dunkle Linie, die vom Bauchnabel bis hin zum Schambein verläuft. Das ist eine ganz typische	Alle wichtigen Lungenfunktionen des Babys sind nun vollständig entwickelt, bis auf die Lungenbläschen, die für die spätere Sauerstoffversorgung wichtig sind. Nun beginnen sich die Bronchien zu erweitern. Bei Mädchen bilden sich die Eierstöcke aus: Die zahlreichen Primärfollikel teilen sich bis zur Geburt und werden bis dahin rund 400.000 Eizellen enthalten!

Hauterscheinung in der Schwangerschaft, die aber nach der Geburt wieder verschwindet. Das Energieniveau normalisiert sich mehr und mehr. Der Beckenboden wird hormonell bedingt stärker durchblutet. Dadurch steigt bei vielen Frauen die Lust auf Sex.	Die Myelin-Umwicklung geht in den Nervenfortsätzen weiter und die Knochen lagern mehr und mehr Kalk ein. Das Baby hat nun eine Größe von rund 14 Zentimeter erreicht und wiegt in etwa 180 Gramm.

Woche 19

Mama	*Baby*
Ihre Babykugel ist nun aus dem Profil im Allgemeinen schon sehr gut erkennbar. **In diesem Entwicklungsstadium müssten nun die Bewegungen Ihres Babys sehr gut spürbar sein. Manche Mamas fühlen die „Turnübungen“ schon früher, so etwa, wenn sie bereits ein Kind geboren haben.** Bedingt durch die verstärkte Durchblutung und auch durch das Östrogen werden Ihre Fingernägel nun fester. Aufgrund des Hormons Relaxin und dem zusätzlich steigenden Körpergewicht, klagen viele Frauen über Rückenschmerzen. Hier können Massagen oder auch	Ihr Baby würde am liebsten den ganzen Tag über Turnstunden absolvieren. Die Hauptaufgabe des Kleinen ist nun, die körpereigenen Fettreserven weiter auszubauen und weiter an Gewicht zuzulegen. Die Hautdrüsen beginnen jetzt mit der Produktion der „Käseschmiere“ (Vernix): Das ist eine wasserabweisende, weißliche Fettschicht, die die zarte Baby-Haut schützt. Im kleinen Herzchen bilden sich die Segelklappen der Vorhofkammern. Auch das Herzreizleitungssystem reift weiter heran. Der sogenannte Sinusknoten, der kleine Herzbereich, in dem der Puls entsteht, übernimmt nun den Herzschlagtakt.

leichte Gymnastikübungen im Wasser sehr wohltuend sein.	Ihr Kleines ist nun circa 15 Zentimeter groß, was in etwa der Größe einer Postkarte entspricht und rund 220 Gramm schwer.

Woche 20

Mama	*Baby*
Halbzeit liebe werdende Mama! Ihre Gebärmutter ist nun auf Nabelhöhe angekommen. Der oberste Punkt der Gebärmutter wird als Fundus bezeichnet. Er wird von nun an in den Untersuchungen getastet. Nun sollten Sie die Bewegungen Ihres Kindes gut spüren können: das Treten, Purzelbaum schlagen, Bewegen. Hallo, kleiner Schatz!	Die Hautfunktionen Ihres Kindes reifen von Tag zu Tag mehr. Auch Haarwurzeln und kleine Talgdrüsen entstehen. Auf dem Köpfchen ersetzen nun „echte" Haare die Lanugo-Flaumbehaarung. Es lösen sich auch einige Haar- und Hautzellen ab, die ins Fruchtwasser gelangen und schließlich über die Fruchtwasser-Schlückchen vom Baby getrunken werden. Sie gelangen in die Verdauungsorgane und regen dort die ersten Darmaktivitäten an. Auch die Geschmacksknospen sind schon gut entwickelt und das Kind kann den Fruchtwassergeschmack nun schon wahrnehmen. Dieser verändert sich übrigens täglich, je nachdem, was Sie als Mama essen. Wenn Sie ein Mädchen erwarten, dann schreitet bei Ihrem Baby die Brustdrüsenentwicklung fort. Die Gebärmutter, die Vagina und die Klitoris sind hingegen schon komplett fertigentwickelt.

	Nun ist Ihr Baby 16 Zentimeter lang, das ist ungefähr so groß wie Ihre Hand und es ist circa 300 Gramm schwer.

Woche 21

Mama	*Baby*
Nun können Sie bereits besser die Bewegungen Ihres Babys spüren und haben vielleicht schon eine konkretere Vorstellung davon, es bald im Arm zu halten. Zu den klassischen Beschwerden dieser SSW gehören vermehrter Ausfluss und auch ein verstärktes Schwitzen. Verwenden Sie gerne atmungsaktive Slipeinlagen oder Binden. Achten Sie aber bitte darauf, dass sich der der Geruch des Ausflusses nicht verändert und auch nicht in den grün-gelblichen Bereich geht. Auch Juckreiz sollte nicht auftreten. Bei weiteren Fragen können Sie jederzeit Ihren behandelnden Arzt oder Ihre Hebamme kontaktieren.	Ab nun wird anders herum gemessen, vom Scheitel zum Fuß! Es ist also um einiges länger. Die Scheitel-Fersen-Länge, kurz SFL, beträgt nun ca. 25 Zentimeter und das Gewicht geht hoch auf 380 Gramm. Die Knochen wachsen immer weiter und lagern mehr Kalk ein. Die Muskulatur wird stärker und das Baby kann kräftiger strampeln. Die Nägelchen des Kindes sind komplett entwickelt, dennoch kann es sich damit nicht kratzen, denn die Haut ist von der Käseschmiere bedeckt. Ihr kleiner Schatz kann, trotz der noch verschlossenen Augenlider, schon sehr gut Licht und Temperaturen wahrnehmen. Diese ersten Sinneswahrnehmungen basieren hauptsächlich auf Geräusche, die das kleine Baby aus der Umwelt wahrnimmt. Sorgen Sie daher für angenehme und schöne Geräusche. Singen Sie für Ihr Baby, sprechen

	Sie mit ihm oder legen Sie ruhige, klassische Musik ein.

Woche 22

Mama	*Baby*
Falls Ihre Rückenschmerzen Sie sehr plagen sollten, können Sie eine professionelle Massage in Anspruch nehmen. Das empfinden die meisten Frauen als sehr wohltuend. Gönnen Sie sich selbst kleine Entspannungseinheiten oder leichte kräftigende Gymnastikübungen. Ihre Schleimhäute sind immer besser durchblutet, sodass es zu Nasen- oder Zahnfleischbluten kommen kann. Auch Ihre Brüste bereiten sich immer mehr auf das Stillen vor. Im Allgemeinen könnte Ihr Körpergewicht zu diesem Zeitpunkt um 5 bis 7 Kilogramm angestiegen sein. Sprechen Sie weiterhin mit Ihrem Baby. Der vertraute Klang Ihrer Stimme wird Ihr Kind nach der Geburt beruhigen.	Ihr Baby schwebt nahezu schwerelos im Fruchtwasser. Es trinkt häufig einen Schluck dieses süßlich schmeckenden Wassers und erhält auf diese Weise viele wertvolle Proteine, Mineralsalze und Zucker. Somit üben der Magen und auch die Nieren schon mal ihre Funktionen ein. Das Fruchtwasser bleibt dabei aber immer sehr steril. Die wenigen Abfallprodukte, die sich in den Baby-Ausscheidungen befinden, werden durch Ihre Plazenta in Ihr Blut transportiert und schließlich über Ihre Nieren aus dem Körper heraustransportiert. Ihr Baby entwickelt nun auch Schweißdrüsen, die für den Hautsäureschutzmantel sehr wichtig sind. Diese bilden sich vor allen im Genitalbereich und in der Achsel. Ihr Baby ist nun ca. 26,5 Zentimeter lang und rund 430 Gramm schwer.

Woche 23

Mama	*Baby*
Viele Frauen werden um diese SSW herum lichtempfindlicher. Wenn Sie verreisen möchten, sollten Sie auf einen guten Sonnenschutz und eine Sonnenbrille achten. Auch trockene Augen können vorkommen. In dem Fall helfen befeuchtende Augentropfen. Sprechen Sie darüber mit Ihrer Ärztin, der Hebamme oder dem Gynäkologen. Ihr Baby braucht nun immer mehr Platz, daher kann es sein, dass sich Ihr Bauchnabel von innen nach außen schiebt: Seien Sie aber unbesorgt! Nach der Geburt wird er wieder in seine alte Form zurückgehen. In dieser Schwangerschaftsperiode kann es zu Beschwerden wie Wassereinlagerungen (Ödeme) oder Sodbrennen kommen.	Die Augenbrauen und die Haare werden immer dichter. Im Nasen-, Rachen-, Ohrraum bilden sich die Mandeln aus. Das Baby kann nun immer mehr hören, den Herzschlag der Mutter, das Pulsieren der Nabelschnur, die Stimme der Mama, das Gluckern und Gurgeln des Darms. Von außen dringen noch mehr Geräusche an das Ohr des Babys. Ihr Bauchbewohner hat in diesem Entwicklungsstadium eine Größe von 28 Zentimeter und ein Körpergesamtgewicht von circa 480 Gramm.

Woche 24

Mama	*Baby*
Die Haut dehnt sich nun zunehmend und es kann zu Schwangerschaftsstreifen kommen. Pflegen	Das Baby macht nun einen deutlichen Wachstumsschub. Vor allem

Sie sich konsequent mit reichhaltigen Cremes und Ölen, damit Ihre Haut schön geschmeidig und elastisch bleibt.

Die Fruchtwassermenge steigt in dieser SSW auf ungefähr einen halben Liter an. Ungefähr in der 36. SSW wird die maximale Fruchtwassermenge von circa 1,2 Litern erreicht. Bis zur Geburt reduziert sich diese Menge aber wieder auf circa 1 Liter.

In dieser Schwangerschaftsperiode sind Konzentrationsprobleme und Vergesslichkeit typische Erscheinungen. Machen Sie sich aber bitte keine Sorgen. Bis spätestens zum ersten Geburtstag Ihres kleinen Lieblings ist dieses Phänomen wieder verschwunden.

das Gehirn wächst am meisten. Allmählich füllt das Kind den Platz in der Gebärmutter immer mehr aus und der Raum für die eigenen Bewegungen wird enger.

Ab dieser Woche gilt das Baby aus medizinischem Gesichtspunkt als lebensfähig. Das heißt, dass ein großer Meilenstein damit geschafft ist.

Grundsätzlich verändert sich im Kopfbereich des Kindes sehr viel. Die Regenbogenhaut des Auges, die sogenannte Iris, ist nun entwickelt. Die Augenlider sind noch geschlossen, doch Ihr Kind blinzelt immer häufiger. Es nimmt nun Licht, das durch die Bauchwand eindringt, schon sehr gut wahr und wendet sich der Lichtquelle auch gerne zu. In diesem Stadium hat das Baby eine Länge von rund 30 Zentimeter und ein Gewicht von 630 Gramm.

Woche 25

Mama	*Baby*
Der oberste Gebärmutterteil steht nun zwischen Ihrem Nabel und dem oberen Rippenbogen. Dadurch werden alle Organe ein	Das Rückenmark wird immer länger und auch die Wirbelsäule, die es umschließt.

wenig nach oben geschoben. Infolgedessen kann es zu Sodbrennen und zu Kurzatmigkeit kommen.

Auch langes Stehen wird nun immer beschwerlicher. Versuchen Sie trotzdem, so gut es geht, ein Hohlkreuz zu vermeiden, denn das könnte zu Haltungsschäden führen. Wenn Sie noch berufstätig sind, achten Sie auch tagsüber auf ausreichend Pausen.

Manche Frauen haben schmerzende oder sich taub anfühlende Hände und Finger. In manchen Fällen können auch die Handgelenke geschwollen sein. Sprechen Sie darüber auch mit Ihrer Ärztin oder Ihrem Arzt. In manchen Fällen kann eine Lagerungsschiene oder eine Bandage wohltuend wirken.

Von nun an wird auch das Baby immer rundlicher und es lagert mehr und mehr Fett im Gewebe ein.

Um den Übergang nach der Geburt gut zu überstehen, vor allem die Nahrungsumstellung, legt das Baby sich nun Fettreserven an.

Langsam entwickelt Ihr kleiner Schatz auch einen Wach- und Schlafrhythmus, der sich aber final natürlich noch einpendeln muss.

In dieser SSW hat das Baby eine Steiß-Fersen-Länge von 32 Zentimetern und ein Gewicht von 700 Gramm.

Woche 26

Mama	***Baby***
In dieser Schwangerschaftsperiode kann es zu Kopfschmerzen, Hautunreinheiten oder auch Wadenkrämpfen kommen. Das Baby wächst sehr schnell und ist besonders auch darauf angewiesen, dass Sie sich als werdende Mama gesund und abwechslungsreich ernähren.	In den Lungen des Babys entwickelt sich nun eine Vorform der Lungenbläschen. Es wächst ein Kapillaren-Netz heran, also ganz feine Blutgefäße. Das Baby tritt nun schon kräftig. Auch die Nerven um den Mund- und Lippenbereich werden immer sensibler. So bereitet sich das Kind

	auf die späteren Stillmahlzeiten vor. Das Baby ist nun circa 34 Zentimeter lang und wiegt etwa 820 Gramm.

Woche 27

Mama	*Baby*
Zwei Drittel Ihrer Schwangerschaft liegen nun hinter Ihnen. So werden auch manche Anzeichen und Symptome der Schwangerschaft immer beschwerlicher. Es kann zu Wadenkrämpfen, Hämorrhoiden oder Krampfadern kommen. Entspannen Sie sich in dieser Zeit und gönnen Sie sich viel Ruhe. Auch leichte Spaziergänge können Ihnen zu einem guten Körpergefühl verhelfen.	Nun beginnt sich die Fruchtwassermenge wieder zu reduzieren. Das Baby verbringt den Tag mit Purzelbäumen, Daumen lutschen, Schlafen, Wachsen und Fruchtwasser trinken. In dieser Woche ist es nun endlich so weit, die Augen Ihres Kindchens öffnen sich. Auch die Wimpern sind mittlerweile gewachsen. In dieser Woche ist das Baby ungefähr 35-37 Zentimeter lang und wiegt 950 – 1000 Gramm.

Woche 28

Mama	*Baby*
Die Gebärmutter beginnt sich nun im Inneren mehr und mehr zu verändern. Der untere Teil, der zur Vagina zieht, bekommt dünnere Wände, während der obere Uterus-Teil dickere Wände entwickelt. Die Gebärmutter drückt nun auch immer mehr gegen das	Das **Gehirn** vergrößert sich immer mehr und nimmt auch deutlich an Volumen zu, ohne jedoch, dass das Köpfchen viel zu groß wird. Der Trick dabei ist, dass das Groß- und das Kleinhirn spezielle Vertiefungen und Windungen ausbilden. Im **Großhirn** des Babys entstehen die wichtigen Gräben und

Zwerchfell. Das kann zu einer deutlichen Kurzatmigkeit führen.

Gleichzeitig werden der Gebärmutterhals und auch der Muttermund auf die spätere Öffnung vorbereitet.

Der Bauch wird immer rundlicher, es geht dem Ziel nun schon mit großen Schritten entgegen.

die Furchen, die spezifische Funktionen erfüllen. Auch im Kleinhirn entstehen die typischen Einsenkungen und Windungen.

In dieser SSW ist Ihr kleiner Schatz ungefähr so groß wie eine Flasche, nämlich 36 Zentimeter. Es wiegt ungefähr 1050 Gramm.

Woche 29

Mama

Die Gebärmutter wird nun immer schwerer und drückt mehr und mehr auf Ihren Blutkreislauf. Gönnen Sie sich viel Ruhe und versuchen Sie, wann immer es geht, die Beine hochzulegen. In einigen Fällen können auch Stützstrumpfhosen den Gefäßen und Venen eine gute Entlastung bieten und die Bildung von Krampfadern vermeiden. Sprechen Sie mit Ihrer behandelnden Ärztin, Ihrem Arzt oder Ihrer Hebamme.

Baby

Dank der stetig fortschreitenden Gehirnentwicklung kann Ihr Baby nun schon seine Atemübungen und auch seine eigene Körpertemperatur kontrollieren. Es kann sich zu helleren Bereichen in der Gebärmutter hinbewegen.

Es spielt auch immer perfektionierter mit der Nabelschnur und schiebt sie gekonnt von einer Seite zur anderen.

Bei Mädchen bilden sich nun die Klitoris sowie die Schamlippen, bei den Jungs, wandern die Hoden an den Nieren vorbei durch die Leiste in den Hodensack.

Ihr Kind erreicht nun eine Länge von 37 Zentimeter und ein Gewicht von 1200 Gramm.

Woche 30

Mama	*Baby*
In dieser SSW kommt es häufiger zu Rückenschmerzen und auch die ersten Übungswehen können auftreten. Machen Sie in diesem Stadium Entspannungs- und Atemübungen, denn damit schaffen Sie wohltuende Abhilfe.	In dieser Woche verschwindet die Lanugo-Flaumbehaarung bei Ihrem Baby. Das Haar wird immer dicker und die Knochenstruktur zunehmend noch fester. Viele Kinder suchen sich bereits in dieser SSW die Startposition für die bald bevorstehende Geburt. Auch die Nase bekommt nun die babytypische Stupsnäschenform. Ihr Kind erreicht nun eine Länge von 38 Zentimeter und ein Gewicht von 1350 Gramm.

Woche 31

Mama	*Baby*
Ihr Baby hat nun vor allem eine wichtige Aufgabe, nämlich wachsen, wachsen, wachsen! Und das bedeutet, dass auch Ihr Bauchumfang immer größer wird. Die Zahl auf der Waage geht nun immer mehr nach oben. Viele werdende Mamas stellen in dieser Phase fest, dass sich ihr Kind weniger bewegt. Durch den begrenzten Platz im Bauch, kann es	Das rote Knochenmark beginnt nun die Aufgabe der Blutbildung zu übernehmen. Die Milz, ein kleines Organ im linken Bereich des Oberbauchs, konzentriert sich auf ihre wichtigen Aufgaben im Bereich der Immunabwehr sowie in der Bluterneuerung. Veraltete Blutzellen und Gerinnungs-Endprodukte werden abgebaut. Die **Zahnknospen** schieben sich weiter in den Kiefer vor.

dazu kommen, dass das Baby ruhiger wird. Die Gebärmutter wird auch für das Baby immer enger. Zögern Sie dennoch bitte nicht, sich ärztlichen Rat einzuholen oder mit der Hebamme zu sprechen, wenn Sie sich deshalb Sorgen machen.	Im Bereich des Zahnhalses beginnt die Wurzelbildung der Zähne. Die **Augen** des Babys bereiten sich mehr und mehr auf das Leben außerhalb des Mama-Bauches vor. Es bildet sich eine Augenfarbe, die aber nur vorläufig ist. Sie kann sich bis zu 9 Monate nach der Geburt noch verändern. Ihr kleiner Schatz schließt nun die Augen, wenn es schlafen möchte und öffnet die Augen in Wachphasen. Gegen Ende dieser Woche bremst sich auch das Längenwachstum ein wenig ein. Jetzt hat das Kind eine Länge von ungefähr 40 Zentimeter und ein Gewicht von etwa 1600 Gramm.

Woche 32

Mama	***Baby***
Ihre Brüste können nun noch etwas größer werden. Auch die Gebärmutter ist jetzt ungefähr 12 Zentimeter über den Nabel drüber gewachsen. Die Haut über dem Bauchnabel dehnt sich nun sehr stark. Viele werdende Mamas plagen in dieser Zeit immer häufiger Schlafprobleme, auch weil sie nicht	Ihr Baby hat nun schon alle fünf Sinne fertig entwickelt. Es erlernt immer neue Dinge und kann das Köpfchen schon hin und her drehen. Auch die **Lungen** werden mit Atemübungen immer weiterentwickelt und geschult. Ihr Baby schläft nun die meiste Zeit, wobei sich sogenannte REM-Phasen (Rapid-Eye-Movement) unterscheiden lassen,

mehr eine gute und bequeme Schlafposition finden können. Machen Sie noch ruhige Spaziergänge, gönnen Sie sich eine Tasse Tee und nehmen Sie sich viel Zeit zum Entspannen.	die mit Traumphasen in Verbindung gebracht werden können. Auch die **Haut** bereitet sich mehr und mehr auf ihre wichtigen Funktionen außerhalb des Mutterleibs vor. Sie formt sich in den einzelnen Schichten aus. Die Haut als vielseitiges und größtes Körperorgan schützt und unterstützt gleichzeitig die Wärmeregulierung. Das Baby hat nun seine Epidermis, die Oberhaut, in fünf Schichten aufgebaut. Die Hornschicht ist noch etwas dünner. Unter der Oberhaut findet sich die Dermis, die Lederhaut. Das Baby wiegt nun circa 1700 Gramm und hat eine Größe von 41 Zentimeter.

Woche 33

Mama	***Baby***
Wenn sich Ihr Baby nun schon mit dem Köpfchen nach unten gedreht hat, fällt Ihnen das Atmen vermutlich leichter. ***Tipp:*** *Packen Sie in dieser Zeit schon Ihre Kliniktasche.*	Das Baby kann nun Eindrücke und Infos, die über die Sinne aufgenommen werden, auch verarbeiten, denn die dazugehörigen Synapsen im Hirn sind jetzt schon gut entwickelt. Die **Sinne** sind seit der Embryonalphase unterschiedlich rasch gereift. Zum Zeitpunkt der Geburt wird der Tastsinn am besten entwickelt sein. Auch der Geruchs- und

	der Geschmackssinn werden sehr weit ausgereift sein. So verfügt das kleine Menschlein über 30 Millionen Riechzellen. Es kann Sie als Mutter an Ihrer Stimme und auch an Ihrem Geruch erkennen. Sehr gut sehen kann das Baby hingegen noch nicht, nur in einer Entfernung von ungefähr 20 Zentimeter. In dieser SSW hat das Baby nun eine Länge von 42 Zentimeter erreicht und ein Gewicht von ungefähr 2000 Gramm.

Woche 34

Mama	***Baby***
Ihr Bauch ist nun schon so rundlich, dass es Ihnen vielleicht schwerfällt, große Portionen zu verdauen. Gönnen Sie sich daher lieber mehrere kleine Portionen über den Tag verteilt. Das Hormon Relaxin sorgt nun dafür, dass der Knorpel zwischen den beiden Ästen, die das Schambein verbinden, immer lockerer wird. Das kann in diesem Stadium dazu führen, dass Sie beim Aufstehen leichte Schmerzen im Beckenbereich verspüren. Ruhen Sie sich aus, so viel es Ihnen möglich ist.	Ihr kleiner Schatz bekommt nun immer mehr süßen „Babyspeck“ bis zur Geburt und das macht ein stolzes Sechstel des ganzen Gewichts aus. Das Baby-Immunsystem reift weiter aus. Das Baby schläft nun viel und sammelt Kraft für die Zeit nach der Geburt. Ihr Kind kann immer besser hören und die Geräusche auch im Gedächtnis abspeichern. Es hat inzwischen eine durchschnittliche Größe von 44 Zentimeter und ein Gewicht von circa 2200 Gramm.

Woche 35

Mama	*Baby*
Ihr Blutvolumen hat sich ungefähr verdoppelt und bleibt nun bis zum Zeitpunkt der Geburt konstant. Ihre Gebärmutter wächst und wächst und hat mittlerweile alle inneren Organe nach oben und auch zu den Seiten hin verschoben –. Schwangere Frauen werden in dieser SSW noch von Kurzatmigkeit geplagt. Zudem drückt die Gebärmutter permanent auf die Harnblase. In dieser SSW spalten sich die Gemüter schwangerer Frauen. Einige fühlen sich noch immer rundum wohl, während andere sich den Zeitpunkt der Geburt sehnlichst herbeiwünschen.	Zum Schwimmen hat das Baby nun keinen Platz mehr, denn es stößt von überall an die Gebärmutterwände. Die Fruchtwassermenge liegt nun zwischen 800 und 1000 Milliliter, je nachdem, wie viel das Baby davon getrunken hat. Das **Verdauungssystem**, die **Lungen und** auch das **Nervensystem des Kindes sind nun fast vollständig ausgereift.** Wenn sich Ihr Kleines also auf den Weg machen würde, könnte es völlig problemlos überleben. Es hat nun eine Länge von circa 45 Zentimeter und ein Durchschnittsgewicht von etwa 2500 Gramm.

Woche 36

Mama	*Baby*
Das Baby schiebt nun sein Köpfchen im Allgemeinen immer tiefer ins Becken. Das Atmen klappt wieder besser und auch Essen wird wieder einfacher. Leider wird dafür das Gehen immer beschwerlicher. In dieser SSW können Damm-Massagen	Zahlreiche hormonelle Körperorgane wie die Bauchspeicheldrüse, die Hirnanhangsdrüse, die Schilddrüse funktionieren nun schon sehr gut, doch die finale Entwicklung des hormonellen Systems wird noch weit über den Zeitpunkt der Geburt andauern.

wohltuend wirken und eine sehr gute Geburtsvorbereitung sein.	In dieser SSW entwickeln sich die **Nebennierenrinden** noch weiter. Auch hierbei handelt es sich um wichtige hormonelle Drüsen. Sie teilen sich in die Nebennierenrinde sowie ins Nebennierenmark. Das Baby hat nun eine Länge von 47 Zentimeter und ein Gewicht von circa 2700 Gramm.

Woche 37

Mama	***Baby***
Der letzte Schwangerschaftsmonat ist am Laufen und das große Warten beginnt. Bleiben Sie ruhig, gönnen Sie sich viel Ruhe und schöne Momente mit Ihrem Partner. Sprechen Sie mit Ihrer Hebamme über die nun bevorstehende Geburtsphase.	Der **Greifreflex** ist nun immer weiter ausgebildet und das Baby hat jetzt mehr Freude am Spielen mit der „daumenbreiten" Nabelschnur. Stolze 48 Zentimeter und ein Gewicht von etwa 2900 Gramm sind nun in SSW 37 erreicht.

Woche 38

Mama	***Baby***
Fühlen Sie sich rundum wohl und strotzen nur noch so vor Energie? Dann gönnen Sie sich gerne ein Treffen mit Freunden, doch überfordern Sie sich nicht. Oder verleben Sie ruhige Stunden der Zweisamkeit. Ihr Körper	Jetzt ist Ihr kleiner Liebling reif für die Geburt! Alle Körpersysteme sind final ausgreift und arbeiten auch gut zusammen. Das Baby bewegt sich weniger aufgrund des Platzmangels, doch dafür hat es hin und wieder Schluckauf. Auch

braucht nun viel Entspannung und Erholung.	leichte drehende Bewegungen können Sie nun wahrnehmen. Auch das **Knochenmark** ist herangreift und die Knochen sind noch stärker geworden. Die Immunabwehr ist komplett ausgereift, aber noch recht unerfahren. Daher bekommt Ihr Kind über die Plazenta noch sämtliche wichtige Antikörper von Ihnen als Mama. Dieser „Nestschutz“ schützt Ihren kleinen Schatz für die ersten sechs bis neun Monate nach der Geburt. Nun ist Ihr Baby 49 Zentimeter lang und circa 3100 Gramm schwer.

Woche 39

Mama	***Baby***
In dieser Woche füllt die Gebärmutter nun fast den gesamten Bauchraum aus und sowohl Sitzen wie auch Liegen werden als eher unangenehm empfunden. Auch in der Nacht drückt das Baby ordentlich auf die Harnblase.	Die Fruchtwassermenge nimmt noch weiter ab und auch die Käseschmiere löst sich ganz langsam vom Körper Ihres Babys. Das **Baby trinkt** nun immer mehr **Fruchtwasser** und nimmt dadurch auch ausgefallene Lanugo-Härchen und abgeschilferte Hautzellen in den Darm auf. Dadurch bildet sich das Mekonium immer besser und wird in den ersten Tagen nach der Geburt ausgeschieden. Der zunehmende Platzmangel

	führt dazu, dass das Baby die Ärmchen und Beinchen dicht an sich zieht und um den kleinen Körper legt. Es hat nun eine Größe von 50 Zentimeter und wiegt in etwa 3200 Gramm.

Woche 40

Mama	*Baby*
Der Termin naht. Versuchen Sie sich viel Ruhe zu gönnen, schöne Spaziergänge zu unternehmen und entspannt der Geburt entgegenzublicken.	Das Köpfchen Ihres Babys ist noch flexibel, denn die einzelnen Schädelplatten sind noch nicht miteinander verwachsen. Die weichen Zwischenräume sind die sogenannten **Fontanellen**. Sie halten das Köpfchen so flexibel, dass es gut durch den Geburtskanal passt und geben auch nach der Geburt dem Gehirn ausreichend Raum, zu wachsen. Diese Fontanellen schließen sich erst Monate nach der Geburt. Mit über 70 unterschiedlichen Reflexen ausgestattet ist Ihr Kind nun bereit für den Start. Die Augen können sich schon besser auf eine Entfernung von circa 35 Zentimeter fokussieren. Bald können Sie sich anschauen! Ihren finalen Reifeschritt erreichen die Lungenbläschen nach der Geburt mit dem ersten Atemzug!

2. EIN NEUES LEBEN BEGINNT!

In Ihnen reift ein kleines Wunder heran und in wenigen Monaten werden Sie Ihr neugeborenes Baby in die Arme schließen können. Die kleine Eizelle beginnt bereits 4 Tage nach der Befruchtung ihre Reise in die Gebärmutter, wo sie 40 Wochen bleiben wird. In diesen Monaten werden Sie Woche für Woche eindrucksvolle Veränderungen beobachten können. Der äußerliche Anschein des Körpers verändert sich recht langsam, während im Inneren eine ganze Menge geschieht.

Die erste Ultraschall-Vorsorgeuntersuchung bei Arzt oder Ärztin, der Mutterpass, der wachsende Babybauch, die Nestbauzeit – all das sind intensive Augenblicke und Glücksmomente, die nun auf Sie warten. Ich wünsche Ihnen von Herzen, dass Sie diese Zeit in vollen Zügen genießen können.

2.1 Die erste ärztliche Untersuchung

Natürlich entwickelt sich Ihr Baby auch ohne die Kontrolluntersuchungen eines Arztes. Die meisten werdenden Mamas lassen sich aber von einem Gynäkologen unterstützen und durch die Zeit der Schwangerschaft begleiten. Das ist auch sehr vernünftig und sinnvoll, denn so lassen sich viele Fragen beantworten.

Zu Beginn der ersten Vorsorgeuntersuchung steht ein gemeinsames Anamnesegespräch über Ihre medizinische Vorgeschichte sowie Ihren allgemeinen gesundheitlichen Zustand an. Die erste Untersuchung kann sowohl Ihr Gynäkologe als auch Ihre Hebamme durchführen.

Im Rahmen der ersten Vorsorge wird zunächst einmal die Schwangerschaft bestätigt. Sie bekommen auch Ihren Mutterpass, den Sie von nun an zu jeder weiteren Vorsorgeuntersuchung mitbringen müssen. Im Rahmen der Schwangerschaftsvorsorge werden Sie insgesamt 10 Untersuchungstermine haben. In diesen Terminen sollen sowohl Ihre Gesundheit als auch die Entwicklung Ihres Babys beobachtet werden. Viele Untersuchungen gehören zur gesetzlichen Mutterschaftsvorsorge. Andere wiederum fallen unter die sogenannten „Individuellen Gesundheitsleistungen (IGeL)". Diese Untersuchungen können auf Ihren ausdrücklichen Wunsch hin oder bei einem begründeten medizinischen Verdacht durchgeführt werden. Liegen medizinische Notwendigkeiten für diese Zusatzleistungen vor, so übernimmt die Krankenkasse die Kosten.

Zu den IGeL-Leistungen gehören zum Beispiel die Nackenfaltenmessung oder auch der Toxoplasmose-Test. Nach dem Ausbleiben der Regelblutung, meistens zwischen der 10. und der 12. Schwangerschaftswoche, findet die erste Vorsorgeuntersuchung statt.

Die Erstuntersuchung der Schwangerschaftsvorsorge umfasst beispielsweise:

- Ihre Familiengeschichte sowie Ihren aktuellen Gesundheitszustand (Anamnese)
- Gynäkologische Untersuchung
- Untersuchung des Körpergewichts
- Messung des Blutdrucks
- Untersuchung der Urinwerte (Eiweißgehalt, mögliche Bakterien, usw.)
- Hämoglobingehalt im Blut
- Bestimmung der Blutgruppe sowie des Rhesusfaktors
- Antikörpersuchtest

2.2 Berechnung des Geburtstermins

Die Berechnung kann vom ersten Tag der letzten Periode oder vom Zeitpunkt der Empfängnis (Konzeption) an begonnen werden. Im Schnitt ergibt sich eine Schwangerschaftsdauer von 280 bis 282 beziehungsweise von 266 bis 267 Tagen. Das entspricht 40 vollendeten Wochen.

Auch die Gynäkologin oder der Gynäkologe beginnen die Geburtsterminberechnung in der Regel ausgehend vom ersten Tag der letzten Regelblutung – das sind ca. 2 Wochen vor der Eizell-Befruchtung.

Erst nach dem Eisprung ist eine Schwangerschaft möglich, also frühestens zwei Wochen danach. Der exakte Zeitpunkt ist abhängig von der Zykluslänge. Nachdem ein Spermium erfolgreich eine Eizelle befruchtet hat, dauert es 38 Wochen bis Ihr Baby vollständig entwickelt und bereit für die Geburt ist. Insgesamt betrachtet, ergibt das 40 Schwangerschaftswochen.

Eine Möglichkeit der Geburtsterminbestimmung ist die sogenannte **Naegele-Formel**, benannt nach Dr. Franz Naegele, ein Heidelberger Gynäkologe (1778-1851): Ausgangspunkt ist der 1. Tag der letzten Regelblutung und nun wird gerechnet:

+ (plus) 1 Jahr

- (minus) 3 Monate

+ (plus) 7 Tage

Ein **Beispiel** würde folgendermaßen aussehen:

Gehen wir nun davon aus, dass der erste Tag Ihrer letzten Menstruationsblutung der 1. Mai 2021 ist.
Nun rechnen Sie auf dieses Datum 1 Jahr hinzu – das wäre dann der 1. Mai 2022. Davon subtrahieren Sie nun 3 Monate. Daraus ergibt sich der 1. Februar 2022. Darauf rechnen Sie nun 7 Tage, also eine Woche: Der errechnete Geburtstermin wäre somit am 8. Februar 2022.

Damit diese Geburtsterminberechnung jedoch stimmen kann, müssen Sie einen regelmäßigen Zyklus von 28 Tagen haben. Bedenken Sie bitte auch, kein Baby reift im Allgemeinen auf einen Tag punktgenau. Zehn Tage vor und nach dem errechneten Geburtstermin gilt als „zum Termin pünktlich geboren“.

2.3 Zum ersten Mal schwanger

Wenn eine Frau zum ersten Mal schwanger ist, dann ist alles völlig neu. Man weiß nicht so recht, was genau auf einen zukommt. Es gibt aber keinen Grund zur Panik!

Möglicherweise machen sich bereits die ersten Schwangerschaftssymptome bemerkbar. Oder vielleicht wissen Sie sogar schon ganz genau, in welcher Schwangerschaftswoche Sie sind. Genießen Sie die vor Ihnen liegenden Wochen und Monate mit Ihrem Baby, denn es gibt für eine Frau keine schönere und aufregendere Erfahrung.

Die meisten Frauen erlangen über einen Urintest Kenntnis von ihrer Schwangerschaft, denn dieser gilt im Allgemeinen als zuverlässig. Es ist ganz normal, wenn Sie zunächst einmal überwältigt von dem Gedanken sind, nun bald Mutter zu werden und eine eigene kleine Familie zu haben. Machen Sie sich aber keine Sorgen. Ihrem Partner und Ihnen bleibt noch ausreichend Zeit, um sich auf die Ankunft Ihres eigenen Kindes vorzubereiten.

Es gibt übrigens keinen „Idealzeitpunkt", um das persönliche Umfeld von Ihrer Schwangerschaft zu informieren. Die meisten Frauen möchten bis zum Anfang des zweiten Schwangerschaftsdrittels warten, denn zu diesem Zeitpunkt sinkt die Gefahr einer Fehlgeburt deutlich. Vertrauen Sie hier ganz auf Ihren Instinkt und machen Sie es so, wie es sich für Sie selbst und Ihren Partner am besten anfühlt. Sie können, vor allem am Anfang, auch nur denjenigen Menschen davon erzählen, von denen Sie sich eine aktive Unterstützung in den ersten Wochen wünschen.

Sollten Sie berufstätig sein, müssen Sie Ihren Vorgesetzten und Ihre Kollegen nicht sofort informieren. Wenn Sie im Rahmen Ihrer beruflichen Tätigkeit mit schweren Lasten oder chemischen Substanzen in Berührung kommen, sollten Sie aber rechtzeitig verkünden, dass Sie schwanger sind. Das dient nur Ihrem Schutz sowie dem Schutz Ihres ungeborenen Kindes. In der Schwangerschaft genießen Sie am Arbeitsplatz nämlich besondere Schutzvorschriften.

2.4 Schwanger mit Zwillingen/Drillingen - Mehrlingsgeburten

Nach der Befruchtung der Eizelle kommt es in der Gebärmutter ja zur weiteren Zellteilung. Im Rahmen dieser Teilung können auch zwei oder gar mehr eigenständige, getrennte Zellen entstehen. Diese entwickeln sich dann durch ihre eigene Zellteilung unabhängig voneinander weiter. Sie nisten sich auch getrennt in die Gebärmutter ein und schon hat eine Zwillingsschwangerschaft ihren Beginn genommen.

Hier entwickeln sich dann eineiige Zwillinge: Sie entstehen aus ein und derselben Eizelle sowie ein und derselben Samenzelle. Diese Babys haben dasselbe Geschlecht und auch dasselbe Aussehen. Dennoch hat jedes Kind seinen ganz individuellen Fingerabdruck. Die beiden Kinder können sich auch aus charakterlichem Gesichtspunkt ähneln, doch 100 % identisch sind die beiden nicht.

In den meisten Fällen hat jedes Baby eine eigene Fruchtblase. Die eineiigen Zwillinge teilen sich aber eine Plazenta. Selbstverständlich hat jeder Bauchbewohner seine eigene Nabelschnur.

Es kann auch zu Mehrlingsschwangerschaften kommen, also zu Drillingen, Vierlingen oder sogar noch mehr Babys. Das ist dann der Fall, wenn tatsächlich mehreren Eizellen gleichzeitig der Eisprung gelingt und sie durch verschiedene Samenzellen befruchtet werden.

Zweieiige Zwillinge können unterschiedlichen Geschlechts sein und sind im Allgemeinen so verschieden voneinander, wie ganz normale Geschwister es auch sind. Hier hat jedes Kind seine eigene Fruchtblase, aber auch seine eigene Plazenta.

Vor allem bei sogenannter reproduktionsmedizinischer Unterstützung, also im Rahmen künstlicher Befruchtung, kann es häufiger zu Mehrlingsschwangerschaften kommen.

Viele werdende Eltern sind zunächst einmal hin- und hergerissen, wenn Sie die Nachricht erhalten, dass Sie zwei oder gar mehr Babys erwarten. Eine Mehrlingsschwangerschaft wird im Allgemeinen immer als Risikoschwangerschaft eingestuft und erfordert eine ärztliche „Sonderbehandlung".

Doch Sie können als werdende Mama viel für sich und Ihre Babys tun. Achten Sie beispielsweise auf eine ausreichende Nährstoffzufuhr und auf eine optimale Deckung des Kalorienbedarfs. Achten Sie bitte auch darauf, körperlich nicht zu hart zu arbeiten, denn schließlich tragen Sie wesentlich mehr Gewicht mit sich. Ihr Körper muss zwei oder sogar mehr Organismen ernähren, möglicherweise durch eine zweite Plazenta und somit auch zusätzliches Fruchtwasser. Gönnen Sie sich auch im Alltag ausreichend Ruhepausen und Entspannung. Legen Sie die Füße hoch, denn damit können Sie Schwellungen vermeiden.

Bei Zwillingen oder Mehrlingen muss im Allgemeinen auch mit einem früheren Geburtstermin gerechnet werden. Um Komplikationen während der Geburt, sowohl für die Mutter als auch für die Kinder, zu vermeiden, werden viele Mehrlingsgeburten mit einem Kaiserschnitt durchgeführt. Zwillinge können grundsätzlich auch auf natürlichem Wege das Licht der Welt erblicken. Drillinge oder Vierlinge werden in fast allen Fällen nur per Kaiserschnitt auf die Welt geholt.

Spätestens in der 38. Schwangerschaftswoche wird im Allgemeinen die Geburt eingeleitet. Zum gleichen Zeitpunkt erfolgt auch der geplante Kaiserschnitt. Im Falle einer Zwillingsschwangerschaft raten sowohl Hebammen wie auch Ärzte zu einer Klinikgeburt, denn in der Klinik wäre man bei eventuellen Komplikationen bestens aufgehoben.

Holen Sie sich auch bitte rechtzeitig Unterstützung im Alltag. Sind Oma und Opa freudig bereit und auch in der nötigen körperlichen Verfassung, um Ihnen im Alltag unter die Arme zu greifen? Das ist für viele Frauen eine sehr schöne Vorstellung, denn die eigenen Eltern oder Schwiegereltern sind vertraute Personen. Alternativ gibt es lokale Beratungsstellen wie zum Beispiel „Pro Familia“, die auch weitere Haushaltshilfen empfehlen oder vermitteln können.

2.5 Schwanger ab dem 35. Lebensjahr

In den letzten Jahren zeigt sich immer mehr der Trend zu einer späten Mutter- und Schwangerschaft. Rein aus medizinischer Sicht werden erstgebärende Frauen ab dem 35. Lebensalter als „Spätgebärende" und somit als eine Risikoschwangerschaft eingestuft. Es gibt jedoch keinerlei Veranlassung, eine Frau allein aufgrund ihres Lebensalters vom Kinderwunsch abzubringen, denn auch eine Spätschwangerschaft kann komplikationslos verlaufen.

Es gibt viele verschiedene Gründe, weshalb sich Frauen heutzutage später für ein Kind entscheiden. Die Verhütungsmöglichkeiten sind zuverlässiger als früher, die Kinderwunschbehandlung ist deutlich fortschrittlicher und auch soziale Aspekte wie zum Beispiel eine spätere Hochzeit oder eine erfolgreiche Karriere spielen eine zentrale Rolle.

Haben Sie keine Angst vor der Diagnose „Risikoschwangerschaft". Das bedeutet lediglich, dass Ihr Schwangerschaftsverlauf besser und engmaschiger medizinisch kontrolliert wird.

Je später es zu einer Schwangerschaft kommt, desto wichtiger ist die körperliche Gesundheit der Frau. Auch der persönliche Lebensstil spielt eine maßgebliche Rolle. Es geht wesentlich darum, auf Genussmittel wie Nikotin oder Alkohol zu verzichten, sich ausgewogen zu ernähren, ausreichend zu schlafen und sich genügend zu bewegen. Wer das tut, hat sehr gute Chancen, auch nach dem 35. Lebensjahr schwanger zu werden.

Im Rahmen der Vorsorgeuntersuchungen wird der Fokus verstärkt auf Risikofaktoren gelegt werden. Hierzu gehört zum Beispiel ein erhöhter Blutzuckerspiegel oder ein möglicherweise vorhandener Schwangerschaftsdiabetes. Auch das Risiko für Bluthochdruck in der Schwangerschaft kann bei Frauen über 35 Jahren gegeben sein.

Schwangere Frauen über 35 Jahren werden zudem von der Gynäkologin oder dem Gynäkologen auf die Möglichkeit der Pränataldiagnostik hingewiesen. Die Bluttests können jedoch keine tatsächlichen Gendefekte feststellen, sondern nur deren Wahrscheinlichkeit. Mit fortschreitendem Alter der Mutter erhöht sich nämlich auch die Gefahr für Chromosomenstörungen. Die bekannteste Form ist die sogenannte Trisomie 21, auch bekannt als „Down Syndrom". Bei der Trisomie 21 liegt das 21. Chromosom des Babys drei Mal anstatt zwei Mal vor. Ob eine solche Chromosomenveränderung tatsächlich vorliegt, kann nur durch eine konkrete Untersuchung der kindlichen Zellen geklärt werden. Diese werden zum Beispiel über eine Fruchtwasseruntersuchung entnommen. Die Blutuntersuchungen bergen keinerlei Risiken für das ungeborene Baby, hingegen kann eine Fruchtwasseruntersuchung das Risiko einer Fehlgeburt erhöhen.

Frauen über 35 Jahren sollen zudem ein etwas höheres Risiko für Früh- oder Fehlgeburten haben. Auch Schwangerschaften außerhalb der Gebärmutter, wie zum Beispiel Eileiterschwangerschaften, können vorkommen. Ebenso kann es sein, dass das Baby mit einem etwas niedrigeren Geburtsgewicht auf die Welt kommt.

Doch eine „spätere Schwangerschaft" bietet auch viele Vorteile, sowohl in physischer als auch in psychischer Hinsicht. Frauen zwischen dem 35. und dem 40. Lebensjahr haben oftmals eine positivere Einstellung zu ihrem eigenen Körper. Sie sind allgemein gelassener und können sich auf anstehende Veränderungen viel leichter einstellen. Eine Frau, die das 35. Lebensjahr überschritten hat, weiß in der Regel genau, was sie will.

Auch die finanzielle Unabhängigkeit ist im Allgemeinen ab dem 35. Lebensjahr größer. All diese Faktoren sorgen für eine insgesamt ruhige und stabile Schwangerschaft sowie eine entspannte Geburt.
Jüngere Mütter haben öfter Ängste, machen sich finanzielle Sorgen, fürchten einen Kontrollverlust oder fühlen sich schlicht und einfach hilflos. Ein solch negativer innerer Zustand kann auch den hormonellen Haushalt negativ beeinflussen und somit Komplikationen nach sich ziehen.

2.6 Körpergewichtszunahme in der Schwangerschaft

Wie viele Gewicht nehme ich eigentlich wann zu? Das ist ein Thema, das die meisten werdenden Mütter beschäftigt. Mediziner empfehlen heutzutage bei einer Wunschschwangerschaft, also einer geplanten Schwangerschaft, mit einem normalen Körpergewicht zu starten. Welches Gewicht das bei Ihnen im individuellen Einzelfall wäre, können Sie ganz einfach anhand des **BMI**-Wertes berechnen. Dieser **„Body-Mass-Index“** zeigt das konkrete Verhältnis zwischen Gewicht und Körpergröße an. Die **Berechnungsformel** lautet:

Körpergewicht geteilt durch Körpergröße im Quadrat

Als **Beispiel** sagen wir, dass eine Person „A“ 65 Kilogramm wiegt und 170 cm groß ist. Der BMI Wert liegt bei 22,5 und ergibt sich anhand vorausgegangener Berechnung.

Nun gelten folgende Empfehlungen:

- Schlanke Frauen mit einem BMI von weniger als 19 dürfen im Schnitt zwischen 12,5 und 18 Kilogramm zunehmen
- Normalgewichtige werdende Mamas mit einem BMI von weniger als 26 können im Schnitt zwischen 11,5 und 16 Kilogramm zunehmen.
- Liegt bereits ein leichtes Übergewicht vor, dann sollten nur noch zwischen 7 und maximal 11,5 Kilo hinzukommen. Das ist der Fall, wenn der BMI noch unter 29 liegt.
- Bei starkem Übergewicht, das heißt einem BMI-Wert von mehr als 30, sollte die Gewichtszunahme nicht mehr als maximal 9 Kilogramm betragen.

Der Hintergrund für diese Körpergewichtszunahme-Empfehlungen ist ganz einfach. Schlanke Frauen müssen mehr Gewicht zulegen, denn ihr Körper hat deutlich weniger Depots. Diese Speicher sind für den Körper aber sehr wichtig, vor allem später in der Stillzeit. Personen, die nicht ganz so schlank sind, haben in der Regel ausreichend Reserven und müssen somit nicht so viel zulegen.

Dennoch brauchen Sie sich nicht verrückt zu machen und täglich auf die Waage zu steigen! Ihr Körpergewicht wird auch im Rahmen der Vorsorgeuntersuchungen regelmäßig kontrolliert. Im zweiten Schwangerschaftsdrittel gilt ab der 14. Schwangerschaftswoche eine Gewichtszunahme von 300 Gramm pro Woche als normal. Anschließend und ab der 27. Schwangerschaftswoche gelten 500 Gramm als Richtwert.

Die einzelnen Kilogramm, die im Rahmen einer Schwangerschaft hinzukommen, setzen sich im Schnitt folgendermaßen zusammen:

- Das Baby wiegt im Durchschnitt 3500 Gramm.
- Die Gebärmutter hat ein Eigengewicht von ca. 1000 Gramm.
- Das Fruchtwasser sorgt noch für ein Plus von 1000 Gramm auf der Waage.
- Auch der Mutterkuchen schlägt sich im Körpergewicht nieder. Die Plazenta wiegt im Schnitt 700 Gramm.
- Ihr Blutvolumen nimmt ab der 11. Schwangerschaftswoche zu. Auch das wiegt nochmals 1300 Gramm.
- Eine normalgewichtige Person hat im Schnitt noch körpereigene Fettreserven von ca. 3500 Gramm.
- Die Gewebeflüssigkeit wird mit 2500 Gramm veranschlagt.

So ergibt sich eine durchschnittliche Gesamtgewichtszunahme von 13500 Gramm (13,5 Kg).

Ganz egal, wie gut Ihre Grundfitness ist und wie gesund Sie sich auch ernähren, Sie werden im Laufe der Schwangerschaft mit Sicherheit eine Gewichtszunahme verzeichnen können und das ist auch gut so!

Das Baby und die Plazenta machen demnach rund ein Drittel dieser Gewichtszunahme aus. Das bedeutet aber nicht, dass die restlichen zwei Drittel überschüssige Kilos sind. Auch die erhöhte Wasser- und Blutmenge, die in dieser Zeit durch Ihren Körper fließt, macht einen Teil Ihres Körpergewichts aus. Zudem haben Sie auch mehr Muskelmasse um die Gebärmutter herum, die Ihnen später dabei hilft, Ihr Kind zu gebären. Durch den erhöhten Östrogen- und Progesteronspiegel wachsen zudem Ihre Brüste, noch bevor sie Milch produzieren. Auch das schlägt sich in der Zahl auf der Waage wieder. Die meisten Fettpölsterchen haben Sie um die Hüfte herum.

Diese Gewichtszunahme ist normal und überhaupt kein Anlass zur Besorgnis. Ihr kurvige Silhouette, Ihre strahlende Haut und Ihre größeren Brüste zeigen, dass Ihr Körper sich bestens auf die Aufgabe, das Baby zu ernähren, vorbereitet.

Über- und Untergewicht gelten als Risikofaktoren

Sowohl Über- als auch Untergewicht können einen Risikofaktor darstellen und für Sie selbst als auch für Ihr Baby Folgen nach sich ziehen. Zu diesen möglichen Konsequenzen gehören beispielswiese ein zu hoher Blutdruck oder ein Schwangerschaftsdiabetes (Gestationsdiabetes). Ein solcher Diabetes kann zum Beispiel das gesunde Wachstum Ihres Kindes stören. Wenn Sie permanent einen zu hohen Blutzucker haben, wird das vermutlich bei Ihrem kleinen Bauchbewohner auch der Fall sein. Als Folge produziert der kindliche Organismus viel mehr Insulin und somit wächst Ihr Baby auch viel rascher.

Sie können übrigens zwischen dem 26. und dem 27. Schwangerschaftsmonat einen Test durchführen lassen, ob ein Schwangerschaftsdiabetes vorliegt oder nicht.

Auch Untergewicht kann sehr problematisch werden, denn es birgt ein hohes Risiko für die Entstehung verschiedener Komplikationen wie beispielsweise Entwicklungsstörungen. Im schlimmsten Fall kann es sogar zu einer Fehlgeburt kommen.

Achten Sie auf eine gesunde, vielseitige und vor allem nährstoffreiche Ernährungsweise. Sollten Sie zu Beginn Ihrer Schwangerschaft über- oder untergewichtig sein, führen Sie bitte auf keinen Fall auf eigene Faust ein Diätprogramm durch. Sprechen Sie hier unbedingt mit Ihrem behandelnden Arzt oder der Hebamme, denn die wissen, worauf es in der Schwangerschaftsernährung wirklich ankommt.

2.7 Ernährung in der Schwangerschaft – Was gibt es zu beachten?

Es ist von großer Bedeutung, so gesund wie nur möglich zu essen, damit Sie diese Zeit in einer sehr positiven Weise erleben können. Vollwertig, bunt, ausgewogen und abwechslungsreich muss es sein. So bekommen Sie die ganze Nährstoffpower für sich und Ihr ungeborenes Baby!

Sie sollten gesunde Lebensmittel aus allen Nahrungsmittelgruppen zu sich nehmen. Hierzu gehören frische Früchte, Proteine, hochwertige Kohlenhydrate sowie wertvolle Fette. Achten Sie auch auf naturbelassene Lebensmittel, denn diese liefern Ihnen und Ihrem Baby die ganze Fülle an wertvollen Nähr- und Vitalstoffen, die es unbedingt für eine gesunde Entwicklung braucht.

Wenn Sie als werdende Mama gut gegessen haben, dann ist auch Ihr Baby glücklich und gut genährt. **Ideal ist es, wenn Sie der sogenannten ABC-Regel folgen:**

A – dem Appetit folgen

Mild, herzhaft, süß, pikant, cremig, sauer oder doch knackig? Haben Sie Lust auf frische Früchte oder einen warmen Eintopf? Soll es ein knackiger frischer Salat sein oder eine cremige Suppe? Oder doch beides? Folgen Sie Ihrem Appetit und hören Sie aufmerksam auf Ihren Körper. Ihr Organismus ist wirklich ein geniales Regelsystem, das Ihnen ganz genau den aktuellen Nährstoffbedarf meldet. Ihr Körper zeigt Ihnen an, ob mehr komplexe Kohlenhydrate, wertvolle Proteine oder gesunde Fette benötigt werden.

Ganz wichtig ist aber in diesem Zusammenhang, immer zu naturbelassenen Lebensmitteln zu greifen. Verzichten Sie auf industriell verarbeitete Nahrungsmittel, denn diese enthalten in den meisten Fällen viele ungesunde Zusätze, künstliche Aromen, Farbstoffe, Geschmacksverstärker oder Konservierungsmittel. In solchen Produkten findet sich meistens auch unnötig viel raffinierter Zucker.

Wenn Sie sich regional, saisonal und naturbelassen ernähren, machen Sie im Allgemeinen alles richtig! Also: Lieber zu Nüssen und Mandeln greifen, anstatt zu Gummibärchen und Chips.

B – essen Sie Bunt

Nichts ist langweiliger als ein eintöniger Teller, das weiß auch jeder gute Gastwirt und legt im Restaurant immer ein knackig grünes Salatblatt oder ein Tomatenhäppchen in Rot dazu.

Essen Sie bunt und lassen Sie sich das Leben in den schönsten Farben schmecken! Grün, Gelb, Rot und Orange – das ist nicht nur optisch schön, sondern auch richtig gesund. Diese Pflanzenfarbstoffe gehören zur Gruppe der sekundären Pflanzenstoffe, der Polyphenole. Sie gelten als sehr gesund für den Organismus.

So stecken in rot- und orangefarbenen Früchten und Gemüsesorten viele wertvolle Carotinoide. Die intensive Rotfärbung von Früchten und Gemüse, zum Beispiel in Heidelbeeren, Tomaten oder Auberginen, kommt vom wertvollen Inhaltsstoff Lycopin sowie von Anthocyanen.

Die Lycopin-Wirkung ist im menschlichen Körper sehr eng mit der Fettverdauung verbunden. Zudem ist dieser Inhaltsstoff ein großartiger Radikalfänger und bietet somit von innen einen ausgezeichneten Hautschutz.

Der bekannteste grüne Pflanzenfarbstoff ist das Chlorophyll. Durch den Vorgang der Photosynthese sorgt er für mehr Sauerstoff in unserer Luft. Das in vielen Gemüsesorten reichlich enthaltene Chlorophyll regt den Sauerstofftransport in den Blutgefäßen an, fördert die Neubildung von Blutzellen und schützt zudem die Zellmembran vor Schäden.

Wenn Sie bunt essen, dann nehmen Sie alle wichtigen Spurenelemente, Vitamine, Mineralien und sekundären Pflanzenstoffe auf und das ist besonders in der Schwangerschaft sehr wichtig.

C – vermeiden Sie Chemie

Zusätze? Pestizide? Farbstoffe oder Konservierungsmittel? Nein danke! Durch industrielle Verarbeitungsprozesse gehen viele wertvolle Nähr-

und Vitalstoffe verloren. Verzichten Sie daher auf ungesunde Fertigprodukte und kochen Sie selbst frisch. So können Sie zu buntem Gemüse, ungezuckerten Früchten, gesunden Ölen und naturbelassenen Vollkornprodukten greifen. Wenn Sie selbst kochen, schmeckt es nicht nur besser, sondern Sie haben auch die volle Kontrolle über die verwendeten Zutaten.

Heißhunger auf Süßigkeiten?

Süßwaren sind sehr ungesund, da sie im Allgemeinen voller ungesundem raffinierten Zucker stecken. Doch rein ernährungswissenschaftlich gesehen, braucht unser Körper auch Zuckerstoffe, denn die lebenswichtigen Kohlenhydrate sind ein sehr wertvoller Energielieferant. Doch das Motto ist hier: Je komplexer, desto besser!

Die „guten" und wertvollen Kohlenhydrate sind die langkettigen, die komplexen Kohlenhydrate. Diese werden auch als Mehrfachzucker oder Polysaccharide bezeichnet.

Neben Vollkornpasta, Vollkornbrot, Naturreis und Kartoffeln können Sie auch zu Trockenobst wie Datteln, Feigen oder Pflaumen greifen. Natürlich darf es hin und wieder auch ein Stückchen Schokolade sein. Übrigens: **Je höher der Kakaoanteil ist, desto gesünder ist die Schokolade.**

Heißhunger auf Saures?

Auch der Heißhunger auf Saures hat durchaus sinnvolle Hintergründe. Alle Lebensmittel, die von Natur aus sauer sind oder durch natürliche Säuerung konserviert wurden, regen den körpereigenen Stoffwechsel an. Sie enthalten reichlich Vitamin C und helfen dem Körper somit auch, besser Kalzium aufzunehmen. Das ist vor allem wichtig für das Knochenwachstum Ihres kleinen Babys.

Greifen Sie zu hochwertiger Bio-Qualität!

Produkte aus ökologischer Produktion sind viel gesünder und weniger schädlich für den Menschen aber auch für die Umwelt! Lebensmittel in hoher Bio-Qualität sind nicht belastet mit ungesunden Pestiziden und Pflanzenschutzstoffen. So enthalten Gemüse aus Ökolandwirtschaft deutlich mehr Antioxidantien und Vitamine.

In Bio-Milch stecken bis zu 60 % mehr gesunde Omega-3-Fettsäuren und sogar bis zu 70 % mehr Vitamine. In der biologischen Landwirtschaft steht zudem das Tierwohl an oberer Stelle. Bio-Landwirte achten auf hochwertiges Futter und eine sehr gute Tierhaltung. Gleichzeitig wird auf den Einsatz von Arzneimitteln und Antibiotika verzichtet.

Veggie? Na klar, das klappt!

Der Ärzteverband hat bestätigt, dass es für ein ungeborenes Baby keine Nachteile zu erwarten gibt, wenn eine werdende Mutter in den Monaten der Schwangerschaft auf Fleisch verzichtet. Eier und Milchprodukte sollten aber auf dem Speiseplan erscheinen, also eine vegetarische Ernährung. In dem Fall ist nicht mit einer Mangel- oder Unterversorgung zu rechnen. Vegetarisch lebende Menschen sollten aber immer auch den Eisenwert im Blick behalten.

Bei einer rein veganen Ernährung ist eine Rücksprache mit dem Arzt und der Hebamme zu halten. Unter Umständen kann auch eine Ernährungsberatung weiterhelfen. Bei einer veganen Ernährung muss einiges beachtet werden, damit sich das Baby optimal entwickeln kann. So wird beispielsweise eine Vitamin-B12-Nahrungsergänzung empfohlen.

Eisen, Jod und Folsäure – unverzichtbar in der Schwangerschaft!

Bei Vorsorgeuntersuchungen wird immer der Hämoglobinwert untersucht. Wenn das Blutvolumen ab der 11. SSW zunimmt, sinkt dieser Wert im Allgemeinen etwas ab. Dieser Wert ist aber ein sehr wichtiger Parameter, denn davon hängt der Sauerstofftransport im Körper ab.

Sinkt der HB-Wert und 10 g/dl ab, kann es sein, dass ein Eisenpräparat verordnet wird.

Tipp:
Ein Glas Orangensaft mit einem Spitzer Zitrone erleichtern die Eisenaufnahme aus der Nahrung.
Sehr gute Eisenlieferanten sind zum Beispiel getrocknete Aprikosen, Beeren, Rote Beete, Mandeln Hülsenfrüchte, Hafer, schwarze Oliven, Datteln, Amaranth und vor allem auch Hirse!

Folsäure – bei Kinderwunsch, in der Schwangerschaft & Stillzeit

Die Experten der Deutschen Gesellschaft für Ernährung sowie des Bundesinstituts für Risikobewertung empfehlen vor der Schwangerschaft, währenddessen und auch danach in der Stillzeit auf eine ausreichende Deckung des Folsäurebedarfs zu achten. Wird mit der Einnahme von Folsäure erst dann begonnen, wenn man Kenntnis von der Schwangerschaft hat, kann es vielleicht schon zu spät sein. Es kann hier schon eine beeinträchtigte Versorgung des Embryos mit Nährstoffen vorliegen.

Des Weiteren finden im ersten Schwangerschaftsmonat zahlreiche Zellbildungsvorgänge und Zellteilungsprozesse beim ungeborenen Kind statt. Dafür braucht der Körper eine ganze Menge an Folsäure. Für die Entwicklung von Rückenmark und Gehirn ist Folsäure unverzichtbar.

Jod – ein weiterer unverzichtbarer Mikronährstoff in der Schwangerschaft

Auch eine ausreichende Jodversorgung ist in der Schwangerschaft sehr wichtig. Nahrungsmittel wie Fisch haben einen hohen Jodanteil. Wenn Sie hingegen auf Lachs, Thunfisch, Hering, Makrele & Co. verzichten, können Sie auch zu Jod-Kapseln greifen.

Gesund & vielseitig essen – Must-haves auf dem täglichen Speiseplan

Je mehr frisches Gemüse Sie in Ihren täglichen Speiseplan integrieren, desto besser ist es. Gemüse in gedämpfter Form gilt im Übrigen als beste Form der Zubereitung. Bitte waschen Sie Gemüse gründlich, bevor Sie damit zu kochen beginnen.

Auch Obst sollten Sie gründlich waschen und täglich verzehren. Nutzen Sie die Kraft aus der Natur - Früchte sind wahre Vitamin- und Ballaststoff-Lieferanten. Auch in der Schwangerschaft kann diese natürliche Lieferquelle genutzt werden.

Mageres Geflügelfleisch, Nüsse, Fisch und Bohnen liefern wertvolles Eiweiß. Den Verzehr von rotem Fleisch sollten Sie hingegen reduzieren. Hierzu gehören zum Beispiel Rind-, Kalb-, Lamm- und Schweinefleisch. Eier, Fleisch und Fisch dürfen während der Schwangerschaft niemals roh gegessen werden.

Greifen Sie auch zu Vollkornprodukten wie beispielsweise Naturreis oder Vollkornbrot und reduzieren Sie den Konsum von Weißmehlprodukten. Verwenden Sie hochqualitative und gesunde kaltgepresste Öle wie zum Beispiel Olivenöl oder Walnussöl. Auch Leinöl und Rapsöl sind sehr gesunde Fettquellen.

Ausreichend trinken ist das A und O

Achten Sie unbedingt auch auf eine ausreichende Flüssigkeitsversorgung. Häufig versteckt sich hinter Hungergefühlen in Wirklichkeit Durst. Mindestens acht Wassergläser sollten Sie täglich trinken. Sie können gerne eine Zitronenscheibe in das Wasser geben, denn dadurch versorgen Sie Ihren Körper mit wertvollem Vitamin C sowie Antioxidantien.

Aufgepasst! Mit einigen Lebensmitteln müssen Sie aufpassen

Einige Nahrungsmittel können bestimmte Substanzen oder Bakterien beinhalten, die der Gesundheit Ihres ungeborenen Kindes schaden können. Es hilft hier im Vorfeld, bedacht zu planen. Ab der 12. Schwangerschaftswoche bietet die Plazenta Ihrem Baby einen wesentlichen Schutz, doch auch sie kann nicht alle Schadstoffe vom ungeborenen Kind fernhalten. Deshalb sollten Sie Ihren täglichen Ernährungsplan achtsam zusammenstellen:

Käse:

Vermeiden Sie Rohmilchkäse in der Schwangerschaft. Hierzu gehören zum Beispiel Camembert, Brie, Schimmelkäse oder Gorgonzola. In diesen Produkten können in sehr seltenen Fällen Listerien vorhanden sein, eine Bakteriengattung, die eine Nahrungsmittelvergiftung auslösen kann.

Auch wenn sich das bei Ihnen nur durch leichte Erkältungssymptome äußern würde, so kann es Ihrem ungeborenen Baby doch maßgeblich schaden. Im schlimmsten Fall kann es zu Hirnschädigungen beim Fötus kommen. Pasteurisierter Weichkäse wie zum Beispiel Hüttenkäse, Mozzarella, Feta, Ricotta oder Frischkäse sind hingegen erlaubt. Auch Parmesan, Cheddar oder Gouda dürfen Sie essen.

Fleisch:

Rohes oder nicht gut durchgebratenes Fleisch ist in der Schwangerschaft tabu! Auch geräucherte Salami oder Parmaschinken sollten in der Schwangerschaft nicht verzehrt werden. Leberpastete und Innereien enthalten zu viel Vitamin A und sollten daher ebenfalls nicht auf dem Speiseplan stehen.

Nicht durchgegartes Fleisch kann sogenannte Toxoplasmose-Erreger sowie Listerien enthalten. Eine zu hohe Vitamin-A-Menge kann Fehlbildungen nach sich ziehen und die Leber Ihres ungeborenen Kindes schädigen. **Gekochten Schinken und gut durchgebratenes Fleisch dürfen Sie jedoch essen.**

Fisch:

Meeresfrüchte und roher Fisch sind in der Zeit der Schwangerschaft **nicht erlaubt**. Schwert- und Thunfisch können mit sehr viel Quecksilber belastet sein und sollten daher gemieden werden. Zu viel Quecksilber kann dem Nervensystem des Babys schaden.

Eier:

Rohe Eier oder Produkte daraus wie zum Beispiel Mayonnaise sollten Sie vermeiden, denn diese können Salmonellen enthalten. Eine Salmonellen-Infektion kann bei Ihnen zu Erbrechen und Durchfall führen. Essen Sie daher nur gekochte oder gebratene Eier und bevorzugen Sie Bio-Qualität. Das Eigelb und das Eiweiß der Eier sollten übrigens gut durchgekocht sein, also eine feste Konsistenz aufweisen.

Zuckerersatzstoffe:

Die meisten Zuckeralternativen sind unbedenklich und können somit in der Schwangerschaft genossen werden. Auf Saccharin sollten Sie jedoch verzichten. Auch wenn es wissenschaftlich nicht bewiesen ist, besteht die Annahme, dass dieser Süßstoff dem Fötus sehr schaden kann. Saccharin passiert die Plazenta und steht zudem im Verdacht krebserregend zu sein. Das gilt auch für Cyclamat, das in vielen Ländern sogar verboten ist. Im Idealfall verzichten Sie bis zum Ende der Stillzeit auf diese beiden Süßungsmittel.

Kräutertee:

Im Kräutertee können sich Inhaltsstoffe verbergen, die in der Schwangerschaft nicht komplett unbedenklich sind. Sie sind auf der sicheren Seite, wenn Sie zu Tees greifen, die speziell für Schwangere gemacht sind.

Alkohol:

Jedes Glas, das Sie trinken, gelangt komplett ungefiltert in den Körper Ihres ungeborenen Babys. Die Leber des Kindes, die seinen Organismus davon entgiften könnte, entwickelt sich jedoch als eines der letzten Körperorgane. Auf diese Weise steigt die Alkoholkonzentration im Blut des ungeborenen Kindes. Gleichzeitig sinkt die Sauerstoffzufuhr drastisch. Alkoholkonsum kann ein niedriges Geburtsgewicht Ihres Babys oder auch eine Fehlgeburt zur Folge haben. Auch das fetale Alkoholsyndrom kann hier auftreten. Es kann beispielsweise zu Fehlbildungen des Gehirns, Gesichts, aber auch zu Herzfehlern oder Nierenschäden kommen.

Koffein:

Koffein steckt nicht nur in Kaffee, sondern auch in einigen anderen Lebensmitteln wie Cola, Kakao oder Tee. Über Ihren Blutkreislauf gelangt diese Substanz zu Ihrem Baby. Diesem fehlen jedoch noch die notwendigen Enzyme, um das Koffein abzubauen. Die Experten der Deutschen Gesellschaft für Ernährung raten, allerhöchstens drei Tassen Kaffee pro Tag zu trinken. Verzichten Sie wenn möglich komplett darauf, Ihrem kleinen Bauchbewohner zuliebe. Greifen Sie lieber zu koffeinfreien Getränken wie zum Beispiel Getreidekaffee.

Speiseeis:

Vorsicht vor Eis! Speiseeis ist vor allem im Sommer bei warmen Temperaturen ein möglicher Nährboden für Keime. Vermeiden Sie es unbedingt, in der Eisdiele Eis zu essen. Sie wissen nichts über die Hygiene dort und könnten es riskieren, wenn Sie das Eis essen, an Salmonellen zu erkranken. Deshalb rate ich Ihnen, auf Eis während der gesamten Schwangerschaft zu verzichten. Keine Sorge! Es gibt da eine Ausnahme. Eis aus dem Supermarkt, also aus der Gefriertruhe, können Sie problemlos kaufen und genießen. Hier können Sie davon ausgehen, dass es keimfrei ist. Lassen Sie es aber nicht zu lange stehen, nachdem Sie es serviert haben, damit sich keine Salmonellen darin bilden können.

Restaurantbesuche:

Auch hier ist größte Vorsicht für Schwangere geboten. Sie dürfen nun nicht mehr alles bestellen, wonach Ihnen ist. Wie bereits erwähnt, sollten Sie auf Speiseeis aus Restaurants, Cafés oder Eisdielen verzichten. Auch frisch gemachte Smoothies sollten Sie nicht trinken. Salate und Obstsalate bergen ebenfalls das Risiko, mit Keimen oder Bakterien belastet zu sein.

Arzneipräparate und Nikotin:

Zigaretten und Medikamente können bei Ihrem ungeborenen Baby zu erheblichen Schäden führen. Bitte nehmen Sie auch keine freiverkäuflichen Präparate auf eigene Faust ein, sondern sprechen Sie immer im Vorfeld mit Ihrem Arzt, ihrer Ärztin oder Ihrer Hebamme. Riskieren Sie kein Suchtpotenzial bei Ihrem Kind und keine gesundheitlichen Beeinträchtigungen wie beispielsweise Lungen- oder Hirnschäden.

Fasten

Fasten ist in der Schwangerschaft absolut nicht zu empfehlen. Ihr Baby und auch Ihr eigener Körper sind dringend auf eine konstante Nährstoffzufuhr angewiesen. Holen Sie sich in jedem Fall ärztlichen Rat, bevor Sie sich entscheiden, in der Schwangerschaft zu fasten.

2.8 Welcher Sport eignet sich in der Schwangerschaft?

Moderate Bewegung und sanfte Sportarten sind in der Schwangerschaft sehr wichtig,– vorausgesetzt Ihnen wurde vom Arzt keine Bettruhe verordnet. Jeglicher Sport, der Ihre Gelenke nicht zu sehr belastet, ist bestens geeignet.

Durch einen aktiven Lifestyle und sportliche Bewegung können Sie sich fit und gesund halten. Sie stärken damit Tag für Tag die Muskulatur und auch das Herz-Kreislauf-System. Auch Rückenbeschwerden lassen sich durch sanfte Bewegung und Sport lindern. Das gesamte Wohlbefinden wird gesteigert und Sie fühlen sich voller Energie und Vitalität. Verzichten Sie bitte auf ruckartige Bewegungen, Sprünge oder zu fordernde Workouts.

Ideal geeignet sind Ausdauersportarten wie zum Beispiel:

- Wassergymnastik
- Aquajogging
- Golf
- Joggen (bitte nur in moderater Geschwindigkeit und wenn Sie kein Anfänger mehr sind)
- Wandern (wenn Sie Bergwandern wollen, dann bitte nicht höher als maximal 1500 Meter)
- Radfahren
- Schwimmen
- Walken
- Spazieren
- Segeln
- Tanzen
- Yoga

Als riskant werden Sportarten eingestuft wie:

Sportarten, mit Sprüngen oder abrupten Bewegungsabläufen. Sie belasten den Beckenboden viel zu stark.

Zu diesen Sportarten gehören:

- Tennis
- Fechten
- Geräteturnen
- Mountainbiking
- Wasserski
- Ski Alpin & Snowboard
- Reiten
- Inlineskating

Vor allem auch die letzten beiden Sportarten bergen eine hohe Sturzgefahr! Auch Mannschaftssportarten wie zum Beispiel Basketball, Handball oder Volleyball sind in der Schwangerschaft ungeeignet, denn hier ist das Risiko mit anderen Spielern zusammenzustoßen sehr hoch. Auch auf Extremsportarten wie Klettern oder Fallschirmspringen sollten Sie unbedingt verzichten.

Als schädlich werden Sportarten eingestuft wie:
Sportliche Aktivitäten, die die Bauchmuskeln sehr stark beanspruchen wie etwa Sit-ups oder Rudern. Auch von Sportarten mit einer verminderten Sauerstoffversorgung, wie zum Beispiel Tauchen, wird in der Schwangerschaft dringend abgeraten. Holen Sie sich im Vorfeld ärztlichen Rat oder sprechen Sie mit Ihrer Hebamme, ob Sport in Ihrem Fall eine sinnvolle Idee ist.

Bei chronischen Vorerkrankungen oder Problemen, die das Herz-Kreislauf, das Nerven- oder das Atemsystem betreffen (zum Beispiel Bluthochdruck oder Asthma) wird dringend von Sport abgeraten. Auch bei einer tiefsitzenden Plazenta, einer Gebärmutterhalsschwäche oder bei Mehrlingsschwangerschaften ist Sporttraining im Allgemeinen keine gute Idee.

Viel sinnvoller sind oft sanfte Dehnübungen oder Körperübungen wie leichte Yoga-Asanas. Auch Entspannungs- und Atemtechniken können das Wohlbefinden fördern, Ihnen zu einem guten Körpergefühl verhelfen und zudem die Vorbereitung auf die Geburt erleichtern. Nach der 16. SSW sollten Sie aber auch auf einige Yoga-Asanas verzichten. So ist es zum Beispiel nicht mehr ratsam, vollkommen flach auf dem Rücken zu liegen.

Auch Pilates kann möglicherweise ein gutes Trainingskonzept sein, denn es stärkt die Beckenboden- sowie die Bauchmuskulatur. Gleichzeitig werden die Gelenke geschont. Viele Krankenversicherer bieten spezielle Pilates-Kurse für schwangere Frauen an. Informieren Sie sich im Vorfeld umfassend und sprechen Sie unbedingt auch mit Ihrer Ärztin, Ihrem Arzt und der Hebamme!

2.9 Brauche ich eine Hebamme?

Die Mutterschafts-Vorsorgeuntersuchungen können Sie bei einer Frauenärztin, einem Frauenarzt oder auch einer Hebamme durchführen lassen. Jede werdende Mama, die keine gesundheitlichen Beschwerden hat, darf hier nach Belieben wählen.

Eine **Hebamme** kann in einer eigenen lokalen Praxis arbeiten oder integriert in einer Frauenarztpraxis vorzufinden sein. Die Hebamme stellt Ihnen den Mutterpass aus. Sie kümmert sich auch darum, dass Blutproben ins Labor gelangen und führt alle vorgesehenen Untersuchungen (außer der Ultraschalluntersuchung) durch. Sie hat ein sehr breitgefächertes **Aufgabenfeld**:

- Schwangerschaftsvorsorge: Abhören, Gespräche und Tastuntersuchungen
- Tipps bei allen Fragen
- Kontrolle der Lage des Babys im Mutterleib
- Vorbereitung der Geburt
- Begleitung der Geburt
- Hausbesuche während der Schwangerschaft und danach
- Nachsorgekontrollen von Mutter und Kind
- Rückbildungsmaßnahmen
- Überwachung der Entwicklung des Säuglings
- Beraterin bei allen offenen Fragen oder Ängsten
- Anleitung bei der Grundpflege des Neugeborenen
- Hilfestellung beim Stillen

Es ist ungemein wichtig, dass Sie sich rundum wohlfühlen und in guten Händen wissen. Entscheiden Sie deshalb nach Ihrem eigenen Gefühl, von wem und wo Sie lieber betreut werden möchten. Das ist tatsächlich schlicht und einfach eine Typ-Frage und diese Entscheidung kann Ihnen keiner abnehmen.

Vor allem bei ihrem ersten Kind ist die Begleitung durch eine Hebamme ein echter Gewinn. Sie stehen die gesamte Schwangerschaft an ihrer Seite und sind auch danach noch eine wichtige Stütze. Werdende Mütter haben mit einer Hebamme die Möglichkeit, ihre Unsicherheiten und Fragen bezüglich der Schwangerschaft ausführlich zu besprechen.

Eine Hebamme begleitet Sie also nicht nur durch die Schwangerschaft, sondern steht Ihnen auch während der Geburt und danach zur Seite. Auf www.hebammensuche.de können Sie gezielt und passend zu Ihrem Wohnort suchen.

3. SCHWANGERSCHAFTSUNTERSUCHUNGEN

In den drei Schwangerschaftstrimestern sind eine Reihe an Tests und Vorsorgeuntersuchungen vorgesehen, um sicherzustellen, dass es Ihnen und Ihrem Baby rundum gut geht. Diese Untersuchungen sind ein normaler und sehr bedeutender Bestandteil der Mutterschaftsvorsorge. Schließlich müssen die Fortentwicklung und das Wachstum Ihres kleinen Schatzes gut im Auge behalten werden.

Die regelmäßigen Untersuchungen sind zudem für Sie als werdende Mama und für Ihren Partner eine einzigartige Gelegenheit, um Ihren kleinen Liebling zu sehen. Die sogenannte Schwangerenvorsorge ist im Allgemeinen eine normale Krankenkassenleistung. Die einzelnen Versicherer informieren auf ihren Webseiten detailliert darüber.

In den ersten acht Monaten Ihrer Schwangerschaft ist eine monatliche Untersuchung vorgesehen. Anschließend sind es zwei oder nach Bedarf auch mehrere Untersuchungen. Sollte es zu Problemen kommen, so lassen sich diese rechtzeitig erkennen und dem entsprechend auch adäquat und frühzeitig behandeln. So wird bei jedem Termin Ihr Körpergewicht und Ihr Blutdruck gemessen, ebenso werden Blut- und Urinproben im Labor untersucht. Auch die Herztöne Ihres Babys und sein Wachstum stehen im Fokus der Aufmerksamkeit.

Natürlich erhalten Sie im Rahmen der Schwangerenvorsorge auch eine ausführliche Beratung und alle offenen Fragen werden beantwortet.

Mein Tipp an Sie:
Notieren Sie sich im Monatsverlauf immer alle Fragen, die Sie haben. Sie können sich diese dann beim nächsten Vorsorgetermin beantworten lassen.

Im Folgenden bekommen Sie einen chronologischen Überblick über die üblichen Scans und Untersuchungen. Einige dieser Verfahren gehören zur Routinevorsorge, andere wiederum sind pränatale Diagnostikverfahren – also vorgeburtliche Untersuchungen – die nur in bestimmten Ausnahmesituationen angeraten werden.

3.1 Was wird eigentlich untersucht?

Die Vorsorgeuntersuchungen dienen also dazu, Veränderungen in der Entwicklung von Baby oder Mutter zu beobachten und entsprechend zu dokumentieren. Bei einem unproblematischen Schwangerschaftsverlauf finden die Vorsorgeuntersuchungen, wie gesagt, monatlich statt. Ab der 32. SSW dann vierzehntägig.

Nehmen Sie die Termine bitte konsequent wahr, denn nur so lassen sich frühzeitig Unregelmäßigkeiten erkennen und behandeln. Auch Ihre eigenen Zweifel, mögliche Ängste oder persönliche Fragen können Sie ohne Scheu mit Ihrer Ärztin, dem Arzt oder Ihrer Hebamme besprechen.

- Schreiben Sie sich vor dem Vorsorgetermin Ihre Fragen auf. Häufig vergisst man im Wartezimmer die Hälfte von dem, was man eigentlich fragen wollte.

- Bringen Sie zur ersten Untersuchung alle Dokumente mit, die relevant sein könnten. Haben Sie zum Beispiel schon einen Mutterpass von einer früheren Schwangerschaft? Gibt es einen Allergiepass?

- Planen Sie immer ausreichend Zeit für die Vorsorgeuntersuchungen ein. Es ist nicht zielführend, wenn Sie gestresst in der Praxis erscheinen und dann einen dementsprechend hohen Blutdruck haben.

- Vergessen Sie nicht ausreichend zu trinken, denn im Rahmen jeder Vorsorgeuntersuchung müssen Sie auch eine Urinprobe abgeben.

- Nach den Untersuchungen findet immer ein Gespräch statt, in dem die Befunde ausführlich besprochen werden. Jetzt haben Sie auch ausreichend Gelegenheit, Ihre Fragen zu stellen.

- Sprechen Sie ruhig mit Ihrer Ärztin oder Ihrem Arzt, wenn Sie sich ein Ultraschallbild wünschen. Vielleicht ist Ihr Partner dabei. Viele werdende Mamas wünschen sich ein Foto für die Großeltern, Onkel, Tanten oder Freunde.

- Nehmen Sie sich immer einen Müsliriegel, eine Fruchtschnitte und eine kleine Wasserflasche mit zur Vorsorgeuntersuchung. Auch wenn Sie mal länger warten müssen, sind Sie somit bestens gewappnet und kommen auch nicht in den Unterzucker.

- Wenn Sie direkt von Ihrer Arbeit in die Arztpraxis fahren müssen, ist Ihr Arbeitgeber verpflichtet, Sie für diese Untersuchungen von der Arbeit freizustellen, ohne aber, dass für Sie ein Verdienstausfall entsteht. Sie müssen die Zeit auch nicht nacharbeiten.

Woche 4 bis 8

- Die Schwangerschaft wird bestätigt, die Schwangerschaftswoche errechnet.
- Der Geburtstermin wird ermittelt.
- Ein Rötelntest wird durchgeführt.
- Ein Antikörpersuchttest wird gemacht.
- Die Hämoglobinbestimmung wird gemacht.
- Der Chlamydien-Abstrich erfolgt

Unter die kostenpflichtigen Vorsorgeleistungen fällt hier:

- Frühultraschall zur Feststellung Ihrer Schwangerschaft
- Offizielle Schwangerschaftsbescheinigung zur Vorlage beim Arbeitgeber
- Blutuntersuchung auf Cytomegalie, Listeriose und Toxoplasmose

Zur Erklärung: **Cytomegalie** ist eine virale Erkrankung, die für Ihr Baby nur dann zur Gefahr wird, wenn Sie als werdende Mutter zum ersten Mal mit dem Erreger in Berührung kommen.

Listerien verursachen Lebensmittelvergiftungen, daher sollten Sie in der Schwangerschaft bestimmte Nahrungsmittel wie beispielsweise Rohmilchprodukte vermeiden.

Bei der **Toxoplasmose** handelt es sich um eine Infektionskrankheit, ausgelöst durch Parasiten. Oft steckt man sich an der Hauskatze damit an. Für Schwangere ist diese Krankheit gefährlich, da sie Fehlgeburten sowie Missbildungen beim Ungeborenen auslösen kann.

Woche 9 bis 12

Hier bekommen Sie das erste Ultraschallbild von Ihrem Kind. Es wird ärztlich untersucht, ob sich das Embryo auch tatsächlich in den Uterus eingenistet hat. Aus der Embryogröße wird das Lebensalter Ihres Babys ermittelt und gegebenenfalls der Geburtstermin korrigiert. Im Rahmen dieser Untersuchung können Sie höchstwahrscheinlich auch erfahren, ob Sie möglicherweise mit Zwillingen oder Mehrlingen schwanger sind.

Woche 13 bis 16

Hier können Sie bereits die ersten Herztöne Ihres Babys hören. Die Anzahl der Herzschläge sowie der Rhythmus geben dem Arzt konkrete Hinweise darauf, ob es Ihrem Baby gut geht. Für werdende Eltern ist es ein einzigartiges Erlebnis, zum ersten Mal das Herz ihres Kindes schlagen zu hören.

Zu diesem Zeitpunkt können Sie folgende kostenpflichtige Zusatzleistungen in Anspruch nehmen:

- Ersttrimester-Screening / Nackentransparenz-Messung (NT-Screening)

Im Rahmen dieser Untersuchung wird geprüft, ob im Nackenbereich Ihres ungeborenen Babys eine Flüssigkeitsansammlung vorliegt. Diese Untersuchung liefert Ihnen und dem Vater des Kindes einen ersten Hinweis darauf, ob möglicherweise eine Chromosomenabweichung vorliegt.

Das NT-Screening ist eine normale Ultraschalluntersuchung, die für Sie und Ihr Kind mit keinerlei Risiken verbunden ist. Ist das Baby über den Ultraschall durch die Bauchdecke nicht einwandfrei sichtbar, kann die Untersuchung auch über einen Vaginalultraschall durchgeführt werden.

Grundsätzlich müssen Sie die Kosten dafür selbst tragen. Es gibt jedoch auch Krankenversicherer, die für die Kosten aufkommen. Fragen Sie also im Vorfeld bei Ihrer Krankenkasse nach. In diesem Zusammenhang sollten Sie auch noch bedenken, dass die Untersuchung nur einen etwa 30-prozentigen Hinweis auf eine mögliche Chromosomenabweichung liefert. Dennoch gehört das NT-Screening zu den verlässlichsten und gleichzeitig nicht-invasiven Diagnostikverfahren der Pränatalmedizin.

Woche 17 bis 19

Hier steht Ihnen eine weitere ***kostenpflichtige Zusatzleistung zur Verfügung:***

Bestimmung des Alpha-Fetoproteins (AFP)

Dieses Protein wird im Schwangerschaftsverlauf während der embryonalen Entwicklung gebildet. An der Höhe des ermittelten Wertes lässt sich festmachen, ob ein niedriges oder ein erhöhtes Trisomie-21-Risiko für das Kind besteht. Ebenso kann dadurch das Risiko für einen Neuralrohrdefekt ermittelt werden.

Woche 19 bis 22

Hier steht Ihre zweite Ultraschalluntersuchung, der sogenannte „große Ultraschall“ an. Ihr Arzt prüft:

- ob alle Körperorgane ordnungsgemäß angelegt sind
- ob die Struktur der Plazenta stimmt und sie richtig sitzt
- die Größe Ihres ungeborenen Babys
- die Fruchtwassermenge

Alle Screening-Resultate werden vom Arzt in Ihren Mutterpass eingetragen.

Kostenpflichtige Vorsorge-Zusatzleistungen

- 3D/4D-Ultraschall-Scan
- Zweiter Toxoplasmose-Test

Woche 23 bis 25

Hier steht Ihre nächste Ultraschalluntersuchung beim Arzt an.

Woche 26 bis 28

Durch einen oralen Glukosetoleranztest wird hier ermittelt, ob möglicherweise ein Schwangerschaftsdiabetes vorliegt.

Woche 29 bis 32

Im Rahmen dieser dritten Ultraschalluntersuchung werden die Tests aus dem zweiten Ultraschallscan nochmals durchgeführt. Hier steht vor allem die Kontrolle der Herzfunktion sowie des Wachstums Ihres Babys

im Vordergrund. Des Weiteren wird hier nochmals der Sitz der Plazenta überprüft, die sich von diesem Zeitpunkt an nicht mehr verändert.
Die Untersuchungen finden ab diesem Zeitpunkt alle zwei Wochen statt.

Kostenpflichtige Zusatzleistungen:
3D/4D Ultraschall Scan

Durch diese Zusatzvorsorgeuntersuchung sollen schwere Fehlbildungen oder Auffälligkeiten beim ungeborenen Baby rechtzeitig erkannt werden.

Ab Woche 32

- HBsAG: HBs-Antigen-Bestimmung

Durch diese Untersuchung wird geprüft, ob Sie den hochansteckenden Hepatitis-B-Virus möglicherweise auf Ihr Baby übertragen könnten. Lässt sich dieses HBs-Antigen in Ihrem Blut nachweisen, so können gezielte Maßnahmen ergriffen werden, um Ihr Baby direkt nach der Geburt zu immunisieren.

Kostenpflichtige Zusatzleistungen:
Doppler-Ultraschall zur genauen Untersuchung der Plazenta

Woche 36 bis 38

- Vorsorgeuntersuchung
- CTG zur Messung der kindlichen Herztöne sowie der Wehentätigkeiten

Kostenpflichtige Zusatzleistungen:
B- Streptokokken Test (GBS-Screening)

Diese Bakterienart kann im Darm und auch in der Vagina vorkommen. Um eine Infektion des ungeborenen Kindes damit zu vermeiden, können Sie gegen Ende der Schwangerschaft eine mikrobiologische Untersuchung durchführen lassen. Dieser Test gehört nicht zur gesetzlichen Mutterschaftsvorsorge, wird aber von vielen Experten empfohlen.

Woche 39 bis 40

Die üblichen Untersuchungen im Rahmen der Schwangerschaftsvorsorge werden weiterhin durchgeführt. Der Fokus liegt besonders auf der Untersuchung der Herztöne sowie auf der Bestimmung der Fruchtwassermenge. In der Regel wird nach 10 Tagen über dem errechneten Geburtstermin eine Einleitung begonnen, um die Geburt voran zu treiben.

3.2 Pränatale Diagnostik & Invasive Diagnostik

Die Verfahren und Methoden der Pränatalen Diagnostik gehören nicht zu den Standarduntersuchungen im Rahmen der Mutterschaftsvorsorge. Das Ziel dieser Untersuchungen ist es, schnellstmöglich zu erkennen, ob in einem Fall eine Fehlbildung oder eine seltenere Erkrankung vorliegen könnte.

Viele Eltern entscheiden sich für die Durchführung dieser pränatalen Diagnostikverfahren, denn alle werdenden Eltern wünschen sich ein gesundes und glückliches Baby.

Bevor Sie sich für eine solche Diagnostikmethode entscheiden, müssen Sie auch wissen, dass ganze 95 Prozent aller Erkrankungen oder Behinderungen vor der Geburt des Babys nicht mit Sicherheit festgestellt werden können. Das bedeutet, dass auch unauffällige Untersuchungsergebnisse keine hundertprozentige Garantie für ein gesundes Kind sind. So kann es leider auch immer wieder dazu kommen, dass diese Untersuchungen mehr Ängste schüren als Sicherheit zu vermitteln.

Sprechen Sie hier ausführlich mit Ihrem Arzt oder der Ärztin. Stellen Sie ohne Zeitdruck offene Fragen und lassen Sie sich umfassend über die Hintergründe dieser Diagnostikverfahren informieren.

3.3 Liste der Schwangerschaftsuntersuchungen

Im Rahmen der Pränataldiagnostik, den vorgeburtlichen Untersuchungsmethoden, gibt es vor allem zwei bedeutende Verfahren:

1. Invasive Diagnostikverfahren
2. Nicht-invasive Diagnostikverfahren.

Zu den nicht-invasiven Verfahren gehören beispielsweise Ultraschall-, Blut- und Urinuntersuchungen. Diese Diagnostikverfahren greifen also nicht in Ihren Körper ein und sind für Ihr Baby und für Sie mit keinerlei Risiken verbunden.

Die nicht-invasiven pränatalen Diagnostikverfahren im Überblick

- **Nackentransparenz-Test**

Das ist eine Ultraschalluntersuchung, bei der die Dicke des schwarzen, also des echofreien Raumes im Baby-Nackenbereich gemessen wird. Dieser Abstand, dieser freie Raum entspricht einer mehr oder weniger ausgedehnten Flüssigkeitsansammlung zwischen der Nackenhaut des Babys und dem Unterhautbindegewebe.

Dieser Raum ist zunächst einmal bei jedem Baby vorhanden. Ist diese Nackenfalte aber stark vergrößert, kann eine Chromosomenveränderung oder Unregelmäßigkeit, wie zum Beispiel eine Trisomie 21, dahinterstecken.

- **Feindiagnostik (hochauflösender Ultraschall)**

Diese Untersuchung ist ebenfalls nebenwirkungsfrei und wird im Allgemeinen zwischen der 20. und der 21. SSW durchgeführt. Diese Ultraschalluntersuchung ist viel umfangreicher als der reguläre Ultraschall im Rahmen der Mutterschaftsvorsorge. Alle chromosomalen Unregelmäßigkeiten kann eine solche Ultraschalluntersuchung nicht aufdecken. Doch sie gibt mehr Informationen über die Organe und die Merkmale des Babys, so zum Beispiel über die Baby-Herzfunktion oder die Durchblutung in den Gefäßen der Gebärmutter. Eine solche Untersuchung begleitet zum Beispiel Risikoschwangerschaften.

- **Blutuntersuchung im Erst- und Zweittrimester der Schwangerschaft**

Im Blut werden bestimmte Eiweißwerte und Hormone bestimmt, so zum Beispiel das HCG- Hormon. Dieses wird während Ihrer Schwangerschaft gebildet und sorgt dafür, dass das Hormon Progesteron ausgeschüttet wird. Ein zu hoher HCG-Wert kann aber auf eine Chromosomen-Unregelmäßigkeit hindeuten. Auch die sogenannte Eiweißkomponente PAPP-A wird im Bluttest bestimmt. Hierbei handelt es sich um ein Schwangerschaftseiweiß, das in der Plazenta gebildet wird. Ein zu niedriger PAPP-A-Wert kann auf eine Chromosomenstörung hindeuten.

- **Genetischer Bluttest zur Feststellung von Chromosomenabweichungen wie beispielsweise Trisomie 21**

Das ist eine Blutuntersuchung, bei der aus dem Blut der werdenden Mutter, Bruchstücke des Baby-Erbguts herausgefiltert werden. Finden sich beispielsweise viele Teile der Chromosomen 13, 18 oder 21, kann damit bestimmt werden, ob eine Chromosomenabweichung wie eine Trisomie 21 vorliegt.

Die invasiven pränatalen Diagnostikverfahren im Überblick

- **Plazentapunktion (Chorionzotten-Biopsie)**

Diese Untersuchung kann ab SSW 12 durchgeführt werden. Hierbei wird Gewebe aus dem Mutterkuchen entnommen, um anhand dessen dann später im Labor mögliche chromosomale Abweichungen bestimmen zu können. Das Gewebe wird mit einer Hohlnadel durch die Vagina oder durch die Bauchdecke entnommen. Damit das Baby auf keinen Fall verletzt werden kann, wird die Untersuchung nur unter Ultraschallkontrolle durchgeführt.

▪ **Fruchtwasseruntersuchung (Amniozentese)**

Diese Untersuchung kann ab der 15. SSW durchgeführt werden. Auch hier wird mittels einer Hohlnadel durch die Bauchdecke in die Gebärmutter eingedrungen, um Fruchtwasser zu entnehmen. Auch diese Untersuchung wird permanent per Ultraschallkontrolle mitbegleitet. Im Fruchtwasser schwimmen Zellen des Babys. Sie ermöglichen später eine Chromosomenanalyse.

▪ **Nabelschnurpunktion (Cordozentese)**

Diese Untersuchung ist ab der 20. SSW möglich. Hier wird Blut aus der Nabelschnur des ungeborenen Babys entnommen. Auch hier wird eine ganz feine Hohlnadel durch die Bauchdecke in die Fruchthöhle und anschließend in die Nabelschnur geführt. Auch diese Untersuchung wird natürlich permanent per Ultraschallkontrolle begleitet. Für das ungeborene Baby ist die Untersuchung im Übrigen schmerzfrei.

4. TIPPS FÜR DIE SCHWANGERSCHAFT

Während Ihrer Schwangerschaft gibt es viele verschiedene Eindrücke, die Sie sammeln werden. Sie werden neue Situationen kennenlernen und merken, wie sich Ihr Körper immer mehr verändert. Während der Schwangerschaft leiden viele Frauen unter verschiedensten Symptomen.

Nachfolgend finden Sie ein paar wertvolle Tipps, die Ihnen dabei helfen können, dass Sie sich voll und ganz auf diese schöne Zeit konzentrieren und sie genießen können.

• Auf die Kleidung kommt es an:

Wohlfühlen wird in den 40 Schwangerschaftswochen wirklich großgeschrieben. Gönnen Sie sich bequeme Kleidung. Verzichten Sie auf zu enge Kleidungsstücke, die Ihnen nicht guttun. Besonders wenn Ihr Bauch immer weiterwächst, werden Sie sehen, dass sich Materialen gut anfühlen, die etwas nachgeben und sich dehnen. Falls Sie gerade in der Anfangszeit nicht auf Ihre Lieblingsjeans verzichten möchten, gibt es einen kleinen Trick. Ziehen Sie ein Haargummi durch das Knopfloch. Befestigen Sie das eine Ende durch das andere.

Gerade auch beim Thema BH sollten Sie auf ein bequemes Produkt setzen. Sobald Sie rote Druckstellen bemerken, müssen Sie einen anderen BH wählen, der etwas größer ist. Das Material sollte weich sein und die Cups am besten während der Schwangerschaft und Stillzeit ohne Bügel. Achten Sie auf breite Träger und einen bequemen, aber stabilen Halt.

• Achten Sie auf die richtigen Schuhe:

Verzichten Sie während der Schwangerschaft ganz bewusst auf zu hohe Absatzschuhe. Als Maß gilt hier ein Absatz von 2,5 Zentimetern. Zu flach sollte Ihr Schuh allerdings auch nicht sein. Besonders während der Schwangerschaft ist es wichtig, dass Ihr Schuhwerk den Druck, der durch das Gewicht auf den Füßen lastet, ausgleichen kann.

• Bleiben Sie in Bewegung

Vergessen Sie sich selbst nicht und tun Sie sich gerade in diesen Wochen viel Gutes. Achten Sie auf ausreichend Bewegung und Wohlbefinden. Soweit von Ihrem Arzt nichts dagegen spricht, können Sie es mit etwas Gymnastik oder Sport versuchen. Yoga ist während der Schwangerschaft bei vielen werdenden Müttern sehr beliebt. Sie beugen durch gezielte Bewegung nicht nur Rückenschmerzen vor, sondern tun auch Körper und Seele etwas Gutes. Probieren Sie doch auch einmal, täglich etwa 30 Minuten spazieren zu gehen. Hören Sie aber immer auf Ihren Körper und das, was Ihnen guttut.

• Guter Schlaf ist das A und O:

Achten Sie auf ausreichend Schlaf und eine bequeme Schlafposition. Besonders in den Monaten, in denen Ihr Bauch immer weiterwächst, ist es schwierig, in einigen Positionen zu schlafen. Ab der 16. Schwangerschaftswoche wird die Rückenlage nicht mehr empfohlen, da ab dieser Zeit zu viel Druck auf die Gefäße entsteht. Es gibt spezielle Schwangerschaftskissen, die Ihnen bei einer guten Schlafposition helfen können. Diese Kissen umschließen Ihren gesamten Körper, was Ihnen dabei hilft, eine bequeme Schlafposition zu finden. Falls Sie ein solches Kissen nicht besitzen, dann können Sie auch jedes beliebige Kissen verwenden und passend positionieren.

• Immer diese Übelkeit:

Viele Schwangere leiden unter Übelkeit. Hierbei spielt es oftmals keine Rolle, ob diese am Morgen, Mittag oder Abend auftritt. Gerade in den Morgenstunden ist der Insulinspiegel noch sehr niedrig. Hier kann es Ihnen helfen, wenn Sie zu einer Scheibe Knäckebrot oder etwas Zwieback greifen. Es gibt für die Zeit der Schwangerschaft ebenfalls besonderes Schwangerschaftstee. Dieser kann Ihnen dabei helfen, die Übelkeit zu reduzieren und sich besser zu fühlen.

Versuchen Sie während der 9 Monate auf eine ausgewogene Ernährung (ohne zu fettige oder gewürzte Speisen) zu achten. Nehmen Sie ausreichend Flüssigkeit zu sich. Essen Sie lieber öfter kleinere Mahlzeiten als auf einmal große Portionen.

• Ihre persönliche „Feel-Good-Zeit":

Kaum eine Zeit können Sie so sehr genießen wie die Monate Ihrer Schwangerschaft. Versuchen Sie sich immer wieder ausreichend Entspannung und Ruhe zu gönnen. Probieren Sie doch auch einmal die Kraft der positiven Affirmationen aus. Diese können Ihnen bewusst dabei helfen, negative Glaubenssätze in Positive umzuwandeln.

Nicht nur Affirmationen können Schwangeren dabei helfen, zur Ruhe zu kommen, sondern auch eine Visualisierung. Bei dieser Methode können Sie sich bildlich etwas vorstellen, zum Beispiel wie Ihr Kind aussehen wird. Durch diese positiven Bilder spüren viele Frauen wie sie innerlich ruhig und positiv werden.

• Ihr Umfeld muss Ihnen guttun:

Umgeben Sie sich nur mit Menschen, die Ihnen guttun. Vor allem in Situationen wie einer Schwangerschaft, wo viele Hormone eine Rolle spielen, ist es wichtig, vertraute Menschen um sich zu haben, auf die man sich verlassen kann. Dies ist nicht immer die Familie, auch gute Freunde können in dieser aufregenden Zeit eine wahre Stütze sein.

• Entspannen Sie bei einer Massage:

Massagen tun werdenden Müttern besonders gut. Fußreflexzonenmassage werden als sehr wohltuend empfunden. Gerade während der Zeit der Schwangerschaft müssen die Füße vieles leisten und kommen oftmals zu kurz. Gönnen Sie sich öfter eine entspannende Fußreflexzonenmassage und Sie werden sehen, wie gut Ihnen das tut. Auch Nackenmassagen können in dieser Zeit für körperliche Entspannung sorgen.

• Machen Sie sich Notizen:

Wäre Tagebuchschreiben nicht eine tolle Beschäftigung für Sie? Vielleicht ist genau jetzt der richtige Moment dafür gekommen. Sie können durch ein Tagebuch zum einen Beschwerden oder Probleme, die während dieser Zeit auftreten, notieren. Manchmal lässt sich hierdurch ein bestimmtes Muster erkennen oder bestimmte Situationen, in denen gewisse Symptome auftreten. Diese Auswertungen können Sie dann mit Ihrer Hebamme oder Ihrem Arzt / Ärztin besprechen.

Auf der anderen Seite schenkt Ihnen ein solches Tagebuch später auch positive Erinnerungen. Wenn Sie Ihren kleinen Liebling dann in den Armen halten, können Sie zusammen auf diese faszinierende und so spannende Zeit zurückblicken und die einzigartigen Eindrücke nochmals Revue passieren lassen.

• Pflegen Sie Ihre Haare:

Das weibliche Hormon Östrogen sorgt während der Schwangerschaft dafür, dass Ihre Haare dichter, kräftiger und glänzender werden. Umso wichtiger ist es während dieser Zeit, dass Sie auf eine entsprechende Pflege achten. Verwenden Sie nicht nur Shampoo, sondern auch einen Conditioner oder wöchentlich eine Haarkur. Mittlerweile gibt es eine Vielzahl an Beautyprodukten, wie zum Beispiel „Leave-in-Spülungen", die Sie sogar nicht mehr ausspülen müssen. Tun Sie sich und Ihrer Haarpracht etwas Gutes und achten Sie auf eine entsprechende Pflege.

• Sonnenschutz & Feuchtigkeitscreme nicht vergessen:

Die 9 Monate der Schwangerschaft sind für Ihren Körper und gerade Ihre Hormone eine turbulente Zeit. Ihr Körper stellt vermehrt das Pigment Melanin her, was dazu führt, dass Sie wesentlich schneller braun werden können. Während dieser Zeit sind Sie, durch diese vermehrte Produktion von Melanin, aber auch besonders anfällig für Sonnenbrand. Achten Sie daher unbedingt auf einen ausreichenden Sonnenschutz, gerade dann, wenn Sie sowieso schon eine empfindliche Haut haben. Während der Schwangerschaft werden Sie aber auch feststellen, dass sich Ihr Teint wesentlich verbessert und Hautunreinheiten verschwinden. Das geschieht vermehrt ab der zweiten Schwangerschaftshälfte. Eine entsprechende Feuchtigkeitscreme sollte daher unbedingt zur Tagesroutine gehören, da Ihre Haut vermehr zu Trockenheit neigt.

• Schützen & Pflegen Sie Ihren Babybauch:

Ihre Haut und besonders Ihr Babybauch benötigt während der Schwangerschaft besonders viel Pflege. Bei vielen Frauen tritt ab der 18. Schwangerschaftswoche die sogenannte „Linea Negra" auf, eine dunkle Linie zwischen Bauchnabel und Schambein. Die vermehrte Produktion von Melanin ist hierfür verantwortlich. Achten Sie daher auf eine entsprechende Pflegeroutine und cremen Sie Ihren wachsenden Babybauch immer wieder ein.

• Die richtige Pflege bei Dehnungsstreifen:

Für die meisten Frauen sind Dehnungsstreifen eine große Belastung. Sie treten besonders in der Schwangerschaft auf, da sich in dieser Zeit das Bindegewebe und der Hormonhaushalt stark verändern. Der Körper verliert an wertvoller Elastizität und Dehnungsstreifen sind die Folge. Sie können hier durch gezielte Pflege aber viel erreichen. Verwenden Sie reichhaltige Öle und Pflegecremes mit Vitamin E und pflegen Sie Ihre Haut regelmäßig. Achten Sie während der Schwangerschaft deswegen auf regelmäßige und ausreichende Bewegung und eine konstante Pflegeroutine. Nicht nur Ihr Körper genießt diese Momente des Eincremens, sondern auch Ihr Baby freut sich darüber, wenn Sie Ihren Bauch pflegen.

• Gönnen Sie Ihren Beinen ausreichend Ruhe:

Achten Sie darauf, dass Sie zu langes Stehen und Sitzen vermeiden. Gönnen Sie sich immer wieder entspannte Fußbäder oder auch kalte Wadenwickel. Schwimmen kann Ihren Füßen ebenfalls sehr guttun.

• Genießen Sie die 40 Schwangerschaftswochen in vollen Zügen!

Genießen Sie die wundervolle Zeit der Schwangerschaft und das Gefühl, wie sich Ihr Baby in Ihrem Bauch entwickelt und wächst. Betrachten Sie Ihren Körper und den wachsenden Babybauch mit positiven Gefühlen.

• Schilddrüse und Zuckerkrankheit ärztlich abklären lassen, eigene Blutgruppe

Während der Schwangerschaft sollten Sie unbedingt regelmäßig zu Kontrolluntersuchungen gehen. Lassen Sie hier auch abklären, wie Ihre Schilddrüsenwerte sind und ob ein Schwangerschaftsdiabetes vorliegt. Lassen Sie sich zudem auch die eigene Blutgruppe bestimmen.

• Erinnerungen versüßen das Leben:

Machen Sie während der aufregenden Zeit der Schwangerschaft immer wieder Fotos. Sie können zum Beispiel monatlich ein Bild von Ihrem wachsenden Babybauch machen. Später haben Sie dann die Möglichkeit, sich nochmals an diese schöne und einzigartige Zeit zu erinnern. Es gibt auch viele Schwangere, die einen Gipsabdruck des Babybauchs machen.

5. FETTNÄPFCHEN – DAS SOLLTEN SIE ALS SCHWANGERE UNBEDINGT VERMEIDEN

Es gibt ein paar Fettnäpfchen, auf die Sie besonders achten sollten, wenn Sie schwanger sind.

Hierbei ist Vorsicht geboten	
Koffein	Während Ihrer Schwangerschaft sollten Sie unbedingt auf Koffein verzichten. Ihr kleiner Schatz kann das Koffein in seinem Körper noch nicht abbauen, was dazu führt, dass dieser Wirkstoff länger im Körper des Babys verbleibt, als dies ratsam ist. Erwachsene verfügen über ein Enzym, das für den Abbau von Koffein verantwortlich ist. Achten Sie darauf, was Sie zu sich nehmen, denn Koffein steckt auch in dunkler Schokolade und einigen Teesorten. Verzichten Sie während Ihrer Schwangerschaft am besten auf Koffein.
Alkohol	Alkohol ist ein beliebtes Genussmittel, jedoch sollte es in der Schwangerschaft komplett vermieden werden. Um dem Baby nicht zu schaden, ist es ratsam, während der Stillzeit keinen Alkohol zu konsumieren.
Nikotin	Ab dem Zeitpunkt, an dem Sie sich ein Kind wünschen, sollten Sie mit dem Rauchen aufhören. Gerade dann,

	wenn Sie jahrelang geraucht haben, kann das am Anfang sehr schwierig sein. Hier sollten Sie professionelle Hilfe in Anspruch nehmen. Für Ihr ungeborenes Baby ist es wichtig, dass Sie während der Schwangerschaft keinerlei Nikotin konsumieren. Durch die gefährlichen Substanzen und Giftstoffe können erhebliche Schädigungen beim Baby hervorgerufen werden.
Medikamenteneinnahme	In der Schwangerschaft sollten Sie keinerlei Medikamente mehr ohne Rücksprache mit Ihrem Arzt / Ärztin einnehmen. Selbst Kopfschmerzmedikamente oder Nasenspray können negative Auswirkungen auf das Baby haben. Durch die Schleimhäute gelangen diese Wirkstoffe in Ihren Organismus und somit über die Plazenta zu dem Ungeborenen.
Krankheitsüberträger „Katze“	Es kann passieren, dass Parasiten oder Toxoplasmen übertragen werden, wenn Sie mit dem Katzenkot in Berührung kommen. Durch die Plazenta können Sie wiederum diese Parasiten oder Toxoplasmen ebenfalls an Ihr Ungeborenes weitergeben. Das kann zu schwerwiegenden Schädigungen beim Baby führen. Seien Sie deshalb im Umgang mit Katzen besonders vorsichtig und vermeiden Sie den Kontakt mit den Extremitäten.
Sonnenstudio / Solarium	Der hormonelle Haushalt ist während der Schwangerschaft sehr sensibel. Während dieser Zeit können vermehrt Pigmentflecken oder ein Sonnenbrand auftreten. Halten Sie daher Rücksprache mit Ihrem behandelnden Arzt / Ärztin. Achten Sie immer auf einen umfassenden und ausreichenden Sonnenschutz.
Haare färben	Um auf Nummer sicher zu gehen, sollten Sie während der Schwangerschaft auf das Haarefärben verzichten.

	In den meisten Haarfärbemitteln sind Chemikalien oder schädliche Inhaltsstoffe enthalten, die die embryonale Entwicklung des Babys beeinträchtigen können. Selbst bei natürlichen Mitteln können Allergien ausgelöst werden. Halten Sie deswegen unbedingt Rücksprache mit dem behandelnden Arzt / Ärztin, bevor Sie zu solchen Mitteln greifen.
Schwere Gegenstände tragen	Im beruflichen Bereich ist das Tragen von schweren Gegenständen durch Gesetze und Richtlinien geregelt. Privat sollten Sie aber auch besonders vorsichtig sein und keine schweren Gegenstände heben. Ansonsten kann die Gefahr für eine Fehlgeburt oder Frühgeburt steigen. Versuchen Sie daher, das Tragen immer Ihrem Partner oder Freunden zu überlassen. Ihr Rücken hat während dieser Monate sowieso schon eine erhöhte Belastung und sollte nicht noch zusätzlichen Strapazen ausgesetzt sein.
Reinigungsmittel	Viele handelsübliche Reinigungsmittel enthalten schädliche Inhaltsstoffe. Achten Sie daher unbedingt darauf, dass Sie natürliche Putzmittel verwenden, die keinerlei Chemikalien enthalten. Sie können sich auch Hilfe für das Putzen suchen durch Bekannte oder eine Haushaltshilfe.
Saunabesuch	Grundsätzlich spricht nichts gegen einen Saunabesuch während der Schwangerschaft, gerade dann, wenn Sie davor schon öfter saunieren gegangen sind, können Sie das auch weiterhin tun. Halten Sie aber vorher lieber nochmals Rücksprache mit Ihrem behandelnden Frauenarzt / Frauenärztin, um auf Nummer sicher zu gehen.

Vollbad & Whirlpool	Verzichten Sie während der Schwangerschaft auf das Baden im **Whirlpool**. Hier kann sich durch das warme Wasser ein wahres Biotop von Keimen und Bakterien ansammeln, vor allem, wenn das Wasser nicht regelmäßig gereinigt wird. Beim **Vollbad** im heimischen Umfeld sollten Sie auf Schaumbäder verzichten, die Ihre Haut zu sehr austrocknen und ihr schaden können. Verwenden Sie lieber Cremeschaumbäder anstatt aggressiver Schaumbäder. Wichtig ist zudem, dass Sie während des Vollbads eine Wassertemperatur von 34 Grad nicht überschreiten. Verzichten Sie auf ätherische Öle als Badezusätze. Diese könnten eventuell Wehen auslösen. Halten Sie deshalb vorher unbedingt Rücksprache mit Ihrem Arzt.
Eisdielen-Besuch	Rohe Produkte sind in den Schwangerschaftsmonaten tabu und dazu gehören auch Eis-Erzeugnisse aus „rohen Eiern“. Greifen Sie also lieber zu Eis aus dem Supermarkt. Hier wurden strenge Hygienestandards eingehalten und das Risiko einer Infektion sinkt dadurch erheblich. Sie können ansonsten zu Eis-Sorten greifen, die keinerlei Milch- oder Ei-Erzeugnisse enthalten.

6. PAPA IST „MIT SCHWANGER!“

Gerade für werdende Väter ist die Zeit der Schwangerschaft sehr eindrucksvoll. Die Reaktionen der Väter sind aber ganz unterschiedlich. Je nach Situation kommen hier Unsicherheit, Angst, Freude oder auch Ungewissheit als Emotionen auf. Gerade das Bewusstsein darüber, dass sich ab diesem Tag das ganze Leben verändern wird, löst bei vielen Männern erstmal ein Gefühlschaos aus.

In dieser Situation ist es wichtig, dass Sie Ihrem Partner genügend Zeit geben, um sich mit der Schwangerschaft auseinanderzusetzen. Versuchen Sie immer wieder das Gespräch mit Ihrem Partner zu suchen, um auch über Gefühle zu sprechen. Geben Sie Ihrem Partner die nötige Zeit, um diese Situation zu realisieren und auch anzunehmen. Für werdende Mütter ist es aber ebenfalls sehr wichtig, dass sie sich von ihrem Partner verstanden fühlen.

Versuchen Sie sich als Mann auch in die Lage der werdenden Mutter hineinzuversetzen. Diese besondere Zeit ist nicht nur für Väter, sondern vor allem für Mütter sehr entscheidend und mit vielen Veränderungen verbunden. Durch die Schwangerschaft und die Geburt Ihres Kindes sind Sie mit Ihrer Partnerin und Ihrem Baby von nun an immer verbunden. Diese Verbundenheit kann Ihnen nie jemand nehmen.

Sie haben vermutlich auch schon einmal den Ausdruck „Papa ist mit schwanger" gehört. Hinter dieser Aussage steckt ein Phänomen, das so genannte Couvade-Syndrom. Das Wort „Couvade" stammt aus dem französischen und bedeutet so viel wie „bemuttern." Mit diesem Syndrom ist also in der Fachsprache eine „Co-Schwangerschaft" gemeint, bei der bestimmte Schwangerschaftssymptome auftreten können. Diese können von körperlichen Beschwerden bis hin zu psychischen Problemen reichen.

Wissenschaftlich ist dieses Phänomen noch nicht geklärt. Es wird vermutet, dass für diese Beschwerden die Hormone der werdenden Väter verantwortlich sind. Ebenfalls könnten aber auch bestimmte weibliche Sexualduftstoffe der Auslöser für dieses Syndrom sein. Durch diese Duftstoffe soll erreicht werden, dass die werdenden Väter Fürsorge übernehmen.

6.1 Wichtige Aufgaben für Papa während der Schwangerschaft und Geburt

Die Zeit der Schwangerschaft ist für Paare emotional und körperlich sehr beeindruckend. Während den 9-Monaten ist es besonders wichtig, dass Sie Ihrer Partnerin immer wieder beistehen und ihr auch zeigen, dass Sie an ihrer Seite sind. Nehmen Sie die verschiedenen Situationen und Momente gemeinsam wahr und erleben sie diese Zeit mit all Ihren Sinnen. Begleiten Sie Ihre Partnerin zu Vorsorgeuntersuchungen und tauschen Sie sich immer wieder darüber aus, welche Vorstellungen sie von der Geburt hat. Es gibt verschiedene Geburtsformen oder auch Geburtsorte. Lassen Sie Ihre Partnerin bei dieser Entscheidung nicht allein und tauschen Sie sich immer wieder darüber aus.

Unterstützen Sie Ihre Partnerin ganz bewusst bei ihren Entscheidungen. Sie werden sehen, dass auch die Zeit der Schwangerschaft emotional nicht spurlos an Ihnen vorübergeht. Das Hören der ersten Herztöne bei der Untersuchung, das erste Ultraschallbild oder auch der erste Tritt Ihres Ungeborenen wird ganz neue Emotionen in Ihnen hervorrufen. Genießen Sie mit Ihrer Partnerin daher diese besondere Zeit. Streicheln Sie den Babybauch Ihrer Partnerin und beginnen Sie mit dem Ungeborenen zu sprechen.

Seien Sie auch während der Geburt ganz nah bei Ihrer Partnerin. Nehmen Sie sich die Zeit, als kleine Familie gemeinsam das neue Leben zu begrüßen. Entspannen Sie sich und freuen Sie sich auf ein angenehmes Kennenlernen und eine wundervolle Zeit.

Rat & Tat - Folgendes ist für Väter in der Schwangerschaft wichtig

- Sorgen Sie für Ihre Familie und für die finanzielle Sicherheit vor.

- Bleiben Sie stark, aber zeigen Sie dennoch Gefühle. Oft fühlen sich Frauen während der Schwangerschaft verletzlich. Versuchen Sie Ihrer Partnerin immer zu zeigen, dass Sie an ihrer Seite sind. Sprechen Sie aber dennoch auch über Ihre eigenen Ängste und Sorgen.

- Werden Sie sich der Verantwortung gegenüber Ihrer Partnerin und Ihrem Ungeborenen bewusst. Die Geburt eines Kindes verändert das ganze weitere Leben für Sie selbst und auch für Ihre Partnerin.

- Suchen Sie sich andere Väter, um sich mit ihnen über Tipps und alltägliche Probleme auszutauschen.

- Falls Sie bereits Vater sind, dann sollten Sie Ihren anderen Kindern erklären, dass sie jetzt ein Geschwisterchen bekommen. Nehmen Sie sich hierfür genügend Zeit, damit die Kleinen auch Fragen stellen können.

- Werden Sie mit Ihrer Partnerin zu einem unschlagbaren Team. Hören Sie ihr immer zu, aber erleben Sie auch gemeinsam schöne und eindrucksvolle Momente. Teilen Sie Ihre Sorgen, Ängste und auch Freuden miteinander.

- Machen Sie sich Gedanken darüber, was Sie für ein Vater sein möchten. Denken Sie bewusst darüber nach, wie Ihr Berufsleben aussehen soll. Möchten Sie beruflich weiterhin sehr aktiv sein oder haben Sie das Bedürfnis, viel Zeit mit Ihrer Familie zu verbringen. Gehen Sie in Gedanken diese Szenarien durch und überlegen Sie, welche Wünsche und Vorstellungen Sie für die Zukunft haben.

- Vergleichen Sie die eigene Erziehung durch Ihre Eltern mit den Wünschen für die Zukunft. Gerade die eigene Kindheit ist eine sehr prägende Zeit. Überlegen Sie sich, ob es vielleicht Dinge gibt, die Sie von Ihrem eigenen Vater übernehmen möchten. Was möchten Sie ganz bewusst anders machen?

Lassen Sie Ihre Partnerin in diesem Moment nicht allein und erleben Sie gemeinsam dieses eindrucksvolle Wunder, bei dem ein neues Leben auf die Welt kommt. Versuchen Sie die nachfolgenden Tipps zu beherzigen und umzusetzen:

- Schauen Sie während der Geburt besonders auf Ihre Partnerin. Versuchen Sie ruhig und gelassen zu bleiben, um auch ihr ein gutes Gefühl zu vermitteln. Schenken Sie all Ihre Aufmerksamkeit der werdenden Mutter.

- Versuchen Sie bewusst loszulassen und diesen Moment auch zu genießen. Konzentrieren Sie sich nun auf Ihre Rolle als Vater.

- Zeigen Sie Ihrer Partnerin, dass Sie Ihre Entscheidungen und Wünsche respektieren.

- Vertrauen Sie Ihrer Partnerin und unterstützen Sie sie in allen Situationen. Schenken Sie Ihr die nötige Kraft, falls sie gerade einmal kraft- oder mutlos ist.

- Während der Geburt können Sie am Kopf Ihrer Partnerin bleiben, dort kann sie Ihre Nähe und Liebe spüren. In dieser Position schenken Sie ihr die größte Unterstützung.

- Versuchen Sie während dem Geburtsprozess nur notwendige Fragen zu stellen. Achten Sie auf die Kommunikation und Interaktion zwischen Ihrer Partnerin und der Hebamme.

- Während der Geburt kann es für Ihre Partnerin sehr angenehm sein, wenn Sie ihre Stirn mit einem Tuch trocken tupfen.

- Falls das gewünscht ist, können Sie Ihrer Partnerin ein Glas Wasser oder eine andere Erfrischung anbieten.

- Werden Sie aktiv, wenn Ihre Partnerin um etwas bittet und helfen Sie gegebenenfalls auch dabei, Wünsche oder Fragen an die Hebamme oder das Ärzteteam zu formulieren.

- Seien Sie sich immer darüber bewusst, dass Ihre Partnerin es nicht böse meint, wenn Sie wenig mit Ihnen spricht. Der Zeitpunkt der Geburt erfordert ihre gesamte Kraft und Energie. In diesen Momenten konzentriert sie sich nur auf das Baby und eine reibungslose Geburt.

- Sie können Ihrer Partnerin die Geburt nicht abnehmen. Sie können ihr aber beistehen und die nötige Kraft und Liebe schenken.

- Haben Sie keine Angst, auch wenn Ihre Partnerin während der Geburt etwas lauter werden sollte. Das hilft ihr ganz klar dabei, die Schmerzen zu kompensieren und alles loszulassen.

• Lassen Sie Ihre Partnerin Ihre Hand nehmen und auch drücken. In dieser Situation können Sie ihr so all Ihre Kraft schenken und sie spürt, dass Sie ihr starker Halt sind.

• Eine Geburt ist auch für Sie kein gewöhnlicher Moment. Sobald Sie merken, dass Gefühle wie Angst, Ohnmacht oder Hilflosigkeit aufkommen, dann beginnen Sie ganz tief ein- und auszuatmen. Versuchen Sie sich auf Ihre Atmung zu konzentrieren.

6.2 Tipps für werdende Väter

In den Wochen bis zur Geburt sind Sie als werdender Papa eine der wichtigsten Stützen für Ihre Partnerin. Besonders für den Körper einer Frau ist die Schwangerschaft eine enorme Herausforderung. Das bedeutet aber nicht, dass eine werdende Mama in Watte gehüllt und wie ein rohes Ei behandelt werden muss. Dennoch können Sie selbst sehr viel tun, um Ihre Partnerin zu stärken, sie zu ermutigen und täglich neu ihr Wohlbefinden zu fördern.

Auch wenn diese Monate eine sehr schöne, einmalige und unvergessliche Zeit sind, so kann es durchaus auch mal anstrengende Phasen geben. Besonders im letzten Schwangerschaftstrimester braucht Ihre Partnerin Ihre liebevolle Begleitung.

Sie kennen Ihre Partnerin am besten. Bedenken Sie, dass jede werdende Mama auf Ihre individuelle Weise diese Wochen der Schwangerschaft erlebt. Was für eine Frau eine willkommene Hilfe ist, kann für eine andere ein Eingriff in ihre Selbstständigkeit bedeuten. Die letzten Monate einer Schwangerschaft können sehr ermüdend sein. Gönnen Sie Ihrer Partnerin unbedingt ausreichend Ruhezeiten und nehmen Sie ihr ab, was möglich ist.

Ich möchte Ihnen hier einige Tipps geben, die Ihnen und auch Ihrer schwangeren Frau guttun können:

- Vermitteln Sie Ihrer Partnerin, dass Sie verstehen können, was die Schwangerschaft körperlich und seelisch für sie bedeutet. Werdenden Müttern tut es sehr gut, wenn sie merken, dass ihr Partner die Strapazen, die eine Schwangerschaft mit sich bringen kann, anerkennt und ernst nimmt.

- Sprechen Sie offen mit Ihrer Frau über das, was in Ihnen vorgeht.

- Stress ist nicht gut für Ihre Partnerin und auch nicht für Ihr Baby. Versuchen Sie daher, ihr bei der Hausarbeit unter die Arme zu greifen und sie zu entlasten, wo es nur möglich ist.

- Rauchen Sie nicht in der Nähe Ihrer schwangeren Partnerin.

- Halten Sie sich auch mit dem Alkoholgenuss zurück, dann fällt der Verzicht auch Ihrer Partnerin leichter.

- Eine gesunde, ausgewogene und abwechslungsreiche Ernährung ist in diesen Schwangerschaftswochen für Ihre Frau grundlegend wichtig. Informieren Sie sich über die erlaubten Lebensmittel und helfen Sie beim Einkauf sowie bei der Zubereitung der Tagesmahlzeiten.

- Sehr viele werdende Mütter schätzen es sehr, wenn sie in diesen Wochen körperlich verwöhnt werden. Gönnen Sie Ihrer Frau daher öfter eine wohltuende Nacken- oder Fußmassage. Sie können auch den stetig wachsenden Babybauch eincremen. Somit tun Sie nicht nur ihrer Haut etwas Gutes, sondern haben auch die Gelegenheit Ihr Kind zu spüren.

- Unternehmen Sie gemeinsame Dinge, solange es für Ihre Frau noch gut machbar ist. So können Sie beispielsweise einen entspannenden Spaziergang machen oder gemeinsam schwimmen gehen. Seien Sie stolz auf die Frau an Ihrer Seite und Ihr gemeinsames Baby.

- Sprechen Sie rechtzeitig über den Namen Ihres Nachwuchses. Wenn Sie das Geschlecht genau kennen, können Sie noch gezielter überlegen.

- Informieren Sie sich über Behördengänge, die in Zukunft anstehen könnten: Anträge auf Eltern-, Mutterschafts- oder Kindergeld könnten

Sie übernehmen. Überlegen Sie schon vorher, wer die Elternzeit beim Arbeitsgeber einreichen möchte. Denken Sie nach der Geburt an die Anmeldung des Babys bei der Gemeinde und dem Einwohnermeldeamt. Wenn Sie und Ihre Partnerin nicht verheiratet sind, müssen Sie die Vaterschaft amtlich anerkennen lassen und eine sogenannte Sorgerechtserklärung abgeben.

- Unterstützen Sie Ihre Frau aktiv dabei, das gemeinsame Nest für Ihren kleinen Schatz einzurichten. Welchen Farbanstrich soll das Zimmer Ihres kleinen Schatzes haben? Richten Sie es gemeinsam und liebevoll ein: Babybettchen, Wickelkommode, Strampler, Windeln, Pflegeartikel und Kuscheltiere dürfen in keinem Zimmerchen fehlen.

- Familienangehörige und Freunde würden am liebsten permanent bei Ihnen vor Ort sein und keinen Augenblick der Schwangerschaft verpassen. Doch Ihre Partnerin braucht viel Entspannung und Ruhe, daher dürfen Sie ruhig den Türsteher spielen und Besucher auch mal ein wenig ausbremsen. Beschützen Sie Ihre kleine Familie.

- Unterstützen Sie Ihre Frau bei der Babypflege und informieren Sie sich auch über das Stillen. Genießen Sie Ihre Dreisamkeit und freuen Sie sich über Ihr kleines gemeinsames Wunder.

Welche Fettnäpfchen sollten werdende Väter unbedingt vermeiden?

Stimmungsschwankungen sind in den Monaten der Schwangerschaft absolut keine Seltenheit. Aus diesem Grund ist es von besonderer Bedeutung, dass Sie auf Ihre schwangere Partnerin Rücksicht nehmen und nicht in „Fettnäpfchen" tappen.
Folgende Aussagen und Handlungen sollten Sie lieber vermeiden:

- Sollte Ihre Partnerin einmal aus scheinbar heiterem Himmel anfangen zu weinen oder sich zu beklagen, begegnen Sie ihr nicht herablassend. Machen Sie keine Witze über die Hormone und die stetig wechselnden Stimmungslagen.

- Werdende Mamas brauchen nicht nur einen starken Beschützer an ihrer Seite, sondern auch einen sehr guten Zuhörer. Versuchen Sie, bei Ihrer Partnerin auch zwischen den Zeilen zu lesen und somit herauszufinden, wie Sie ihr aktuell am meisten helfen können.

- Übernehmen Sie die nötige Verantwortung und gestalten Sie den Alltag mit Vernunft. Berücksichtigen Sie, dass Ihre Partnerin sich sehr von Gefühlen leiten lässt, die häufig auch mal Achterbahn fahren können. Umso mehr ist in dieser Zeit Ihre Bodenständigkeit gefragt.

- Machen Sie keine vermeintlich witzigen Bemerkungen über den Bauchumfang oder die Figur Ihrer schwangeren Partnerin.

- Achten Sie darauf, dass keine Dienstreisen rund um den errechneten Geburtstermin stattfinden. Verabreden Sie sich auch nicht mit Freunden am errechneten Geburtstermin oder kurz davor. Bleiben Sie liebevoll und empathisch an der Seite Ihrer Frau.

- Besprechen Sie mit Ihrer Partnerin, wie sie sich das Zusammenspiel im Kreißsaal vorstellt.

- Fragen Sie, ob sie damit einverstanden ist, dass im Kreißsaal fotografiert wird.

- Versuchen Sie, Ihre Frau zwischen den Wehen nicht aus ihrer Konzentration zu bringen. Halten Sie lieber einfühlsam ihre Hand und massieren Sie ihren Rücken.

- Benachrichtigen Sie nach der Geburt Familie und Freunde.

7. MYTHEN UND WAHRHEITEN ZUR SCHWANGERSCHAFT

Rund um die Schwangerschaft ranken sich unzählige Ammenmärchen und Mythen. So soll die Form des Babybauchs das Geschlecht des Kindes verraten oder eine Schwangerschaft der Zahngesundheit schaden. Doch ist wirklich etwas dran an diesen Mythen? In diesem Kapitel möchte ich ein wenig Licht ins Dunkel bringen und mit einigen Unwahrheiten aufräumen.

Runder Bauch = Mädchen, spitzer Bauch = Junge

Bevor es medizinische Diagnostikmethoden wie zum Beispiel den Ultraschall gab, verließen sich werdende Mütter und Väter auf Volksweisheiten. Demnach sollte die Bauchform auf das Geschlecht des Babys schließen lassen und ein konkreter Hinweis darauf sein, ob ein Mädchen oder ein Junge erwartet wird.

Ein runder Bauch soll auf ein Mädchen hindeuten, während ein spitzer Babybauch auf einen Jungen hinweisen soll. Dieser Mythos wurde jedoch als „Märchen" entlarvt. Es konnte also kein Zusammenhang zwischen der Bauchform und dem kindlichen Geschlecht festgestellt werden. Die Bauchform ist von vielen verschiedenen Faktoren abhängig wie beispielsweise von der Größe des Babys, der Fruchtwassermenge oder der Körperstatur der schwangeren Frau.

Auch das Verhalten der werdenden Mama gibt keinen Aufschluss über das Geschlecht des Babys. Hier ist also schlicht und einfach Ihre Geduld gefragt. Erst ab dem sechsten Schwangerschaftsmonat kann mithilfe des Ultraschalls das Geschlecht des Babys erkannt werden. Behalten Sie aber bitte im Hinterkopf, dass Irrtümer nie ganz ausgeschlossen sind.

Lust auf Süßes = Mädchen, Appetit auf Salziges = Junge

Ob eine werdende Mama in der Schwangerschaft eher Gelüste auf Essiggurken, Pudding, fruchtige Orangen oder Gummibärchen hat, hängt absolut nicht mit dem kindlichen Geschlecht zusammen. Vielmehr steckt hinter solchen Heißhungerattacken der veränderte Hormonhaushalt. Die Botenstoffe beeinflussen in den Schwangerschaftswochen den Geruchs- sowie den Geschmackssinn, sodass sich infolgedessen auch das Essverhalten verändern kann.

Übrigens: *Gelüste müssen sich nicht nur auf ungesunde Lebensmittel beziehen. Viele Frauen haben auch Heißhunger auf Obst oder viele frische Salate.*

Hat die Sexstellung einen Einfluss auf das Schwangerwerden?

Bestimmte Sexstellungen sollen den Vorgang der Befruchtung beeinflussen, doch auch dieser Mythos ist falsch. Ganz egal, welche Sexposition bevorzugt wird: Eine Schwangerschaft kann bei jedem ungeschützten vaginalen Geschlechtsverkehr entstehen. Wird Sex an den fruchtbaren Tagen praktiziert, so kann jede Stellung zu einer Befruchtung führen.

Werden bei Vollmond mehr Babys gezeugt?

Dass der Mond den allgemeinen Gesundheitszustand oder die Schlafqualität beeinflussen kann, ist mittlerweile hinreichend bekannt. Ein Zusammenhang zwischen der weiblichen Fruchtbarkeit und dem Mondzyklus konnte allerdings wissenschaftlich nicht belegt werden. Dennoch hält sich dieser Mythos hartnäckig, insbesondere, weil Mitarbeiterinnen und Mitarbeiter in der Geburtshilfe häufig die Situation beklagen, dass an Vollmondnächten mehr Kinder geboren werden. Es konnte bislang jedoch kein Zusammenhang zwischen dem Mondkalender, der Zeugung oder der Geburt von Babys nachgewiesen werden.

Kostet jedes Kind wirklich einen Zahn?

Auch dieser Mythos stimmt zum Glück absolut nicht. Wenn Sie gesunde und optimal gepflegte Zähne haben, werden sich diese auch in den Schwangerschaftswochen nicht zum Problem entwickeln. Bedingt durch die hormonellen Veränderungen in den Schwangerschaftswochen sind der Körper und somit auch Ihre Schleimhäute besser durchblutet. Daher kann es auch leichter passieren, dass Sie aus der Nase oder eben auch am Zahnfleisch bluten. Leichte Entzündungen des Zahnfleisches sind also in dieser Zeit keine Seltenheit. Ihre Zähne könnten anfälliger für Karies sein. Aus diesem Grund ist es wichtig, dass Sie weiterhin eine gute

Mundhygiene aufrechterhalten. Greifen Sie zu einer fluoridhalten Zahncreme. Auch die Verwendung einer antibakteriellen Mundspüllösung ist empfehlenswert. Mit Zahnseide kommen Sie gut in die Zahnzwischenräume und sorgen für strahlende Sauberkeit. Vergessen Sie auch die regelmäßigen Kontrolluntersuchungen beim Zahnarzt nicht.

Teil 2 - Rund um die Geburt

8. WAS PASSIERT EIGENTLICH BEI EINER GEBURT?

Viele werdende Mütter fragen sich, während der 9 Monate immer wieder, woran sie erkennen, ob die Geburt beginnt. Es gibt zwei typische Szenerien, an denen Sie feststellen, dass die Geburt Ihres Babys bevorsteht.

Die Geburt kann zum einen durch stark einsetzende Wehen und zum anderen durch einen Blasensprung eingeleitet werden.

1. Das Einsetzen der ersten Wehen

Die meisten Geburten werden durch den Beginn von regelmäßigen, immer stärker werdenden Wehen eingeleitet. Die Frauen spüren, dass ihr Bauch härter wird und die Kontraktionen mindestens 30 bis 40 Sekunden andauern. Durch diese Wehen wird der Muttermund immer weiter geöffnet. Viele Schwangere verspüren ganz unterschiedliche Wehen. Diese können zum einen im Rücken beginnen und nach vorne wandern oder sich an einer anderen Stelle bemerkbar machen.

2. Der Blasensprung

Nicht nur Wehen können sofort auf den Beginn der Geburt hindeuten, sondern auch das Platzen der Fruchtblase. Wehen bringen nicht zwangsläufig einen Blasensprung mit sich, oft tritt dieser auch erst während der

Geburt auf. Bei manchen platzt jedoch die Fruchtblase auch ohne Wehen. Ab dem Zeitpunkt des Blasensprungs sollten Sie sich darüber bewusst sein, dass Sie ein erhöhtes Infektionsrisiko haben. Die Fruchtblase kann moderat oder auch schwallartig platzen. Es ist ganz wichtig, dass die Geburt spätestens 24 Stunden nach dem Blasensprung einsetzt und die Wehen beginnen. In dieser Situation kann es passieren, dass die Wehen eingeleitet werden müssen zum Schutz für Mutter und Kind.

Wie geht es jetzt weiter?

Nach dem Einsetzen der Wehen sollten Sie es sich zu Hause noch so lange wie möglich gut gehen lassen. Gönnen Sie sich bis zur Geburt die nötige Portion Ruhe und Entspannung. Versuchen Sie trotz der Wehen, so gut es geht, die normalen Dinge weiterzumachen. Lesen Sie ein Buch oder entspannen Sie sich bei einer Massage Ihres Partners. Für werdende Mütter ist die vertraute Umgebung ein wichtiger Zufluchtsort während der ersten Wehen. Sprechen Sie mit Ihrer Hebamme auch darüber, wann der beste Zeitpunkt ist, in die Klinik zu fahren, falls Sie sich entschieden haben, dort das Kind zu gebären.

Hausgeburt

Bei einer Hausgeburt ist es wichtig, dass Ihre Hebamme frühzeitig darüber Bescheid weiß. Sie wird dann entscheiden, wann Sie zu Ihnen nach Hause kommt. Sie wird damit beginnen, zu überprüfen, wie die Herztöne des Babys sind und Ihren Bauch abtasten. Die routinemäßigen Untersuchungen kennen Sie ja bereits von den bisherigen Wochen der Schwangerschaft.

Die Abfahrt in das Geburtshaus / die Klinik

Falls Sie sich für eine Geburt im Geburtshaus oder einer Klinik entschieden haben, dann sollten Sie vorher unbedingt dort anrufen. Gehen Sie auf Nummer sicher, dass der Kreißsaal für Sie bereit ist. In der Regel werden Sie mit Ihrer Hebamme telefonieren. Erfahrene Hebammen können sehr gut einschätzen, wann der richtige Zeitpunkt gekommen ist, um in die Klinik zu fahren. Sollten Sie also damit beginnen, die Wehen nur noch zu veratmen und zu seufzen, dann sollten Sie in das Krankenhaus fahren.

Die Vorbereitung auf die Geburt im Krankenhaus

Im Krankenhaus angekommen, werden Sie erst einmal mit der diensthabenden Hebamme vertraut gemacht. Diese begleitet Sie während der Geburt. Damit Sie sich wirklich rundum wohl und auch verstanden fühlen, muss die Chemie zwischen Ihnen und der Hebamme unbedingt passen.

Falls Sie bisher noch keinen Kontakt mit der Klinik hatten, dann werden jetzt alle Formalitäten geklärt. Anschließend misst die Hebamme die Herztöne, den Blutdruck, Ihre Körpertemperatur und den Puls. Bei manchen Untersuchungen wird auch noch eine Urinprobe auf Zucker und Eiweiß untersucht und es wird Blut entnommen.

Die diensthabende Hebamme wird in einem nächsten Schritt Ihren Babybauch abtasten, um herauszufinden, wie das Baby liegt. Darauf folgt noch eine vaginale Untersuchung des Muttermunds.

CTG – Herztöne & Wehentätigkeit ermitteln

Das CTG (Cardiotokogramm) wird eingesetzt, um die Wehentätigkeit und den Puls bei der werdenden Mutter zu überprüfen. Zudem können durch diese Untersuchung die Herztöne und Bewegungen des Babys herausgefunden werden. Im Anfangsstadium werden für ein CTG zwei kleine Scheiben auf dem Bauch angelegt. Diese messen daraufhin die wichtigen Werte für die Geburtshelfer. Zu Beginn wird alle 30 Minuten bis 120 Minuten ein CTG geschrieben, dass ungefähr 30 Minuten dauert. Im späteren Geburtsverlauf misst das CTG, meist während der Eröffnungs- und Austreibungsphase, permanent die Werte. Sobald beim CTG Auffälligkeiten festgestellt werden, können weitere Untersuchungen folgen, um die Gesundheit des Babys und der Mutter sicherzustellen.

Die Geburt in den wichtigsten Schritten

1. Die Latenzphase

Die Geburt beginnt damit, dass der Kopf des Ungeborenen (in Steißlage) auf den Muttermund drückt. Das Hormon Oxytozin sorgt bei der werdenden Mutter dafür, dass die Kontraktionen immer stärker werden und länger andauern. Die Abstände zwischen den Wehen werden von Mal zu Mal kürzer. In der Latenzphase wird der normalerweise sehr straffe Gebärmutterhals auf die Geburt vorbereitet. Er wird weicher und ist somit später in der Lage, dass ein Baby hindurchpasst. Der Muttermund öffnet sich langsam auf 3 bis 4 Zentimeter. Diese Zeit kann allerdings von einigen Stunden bis zu Tagen dauern, bis der Muttermund so weit geöffnet ist. Diese Zeit verbringen die werdenden Mamas meistens noch im heimischen Umfeld.

2. Die aktive Geburtsphase beginnt

Ihr kleiner Liebling befindet sich jetzt auf dem Weg vom Beckeneingang zum Beckenausgang. Der Muttermund öffnet sich immer weiter und jede Kontraktion der Gebärmutter sorgt dafür, dass der Muttermund etwas über das Köpfchen des Ungeborenen gleitet. Nach dem der Muttermund 5 oder 6 Zentimeter geöffnet ist, werden die Wehen intensiver. Die Geburtswehen sorgen dafür, dass Ihr kleiner Liebling immer weiter in das Becken rutscht. Das Baby dreht sich hierbei um 90 Grad, um sich weiter auf die Geburt vorzubereiten. Der Beckenausgang und der Beckeneingang sind so konzipiert, dass Ihr Baby dort genau hindurchpasst. Durch die Drehung passt sich Ihr kleiner Schatz den Beckenöffnungen perfekt an. Während dieser Phase befindet sich Ihr Kind meist noch in einer Fruchtwasserblase. Erst gegen Ende dieser aktiven Phase platzt in der Regel die Fruchtblase.

3. Der Übergang zur Geburt

In dieser Phase ist der Muttermund der werdenden Mutter komplett geöffnet und das Baby liegt im „Beckenboden". Die Gebärmutter beginnt in dieser Phase ihre Funktion anzupassen. Sie ist ab jetzt nicht mehr zuständig für das Öffnen, sondern für das Schieben. Die Wehen werden jetzt immer stärker und sind eine echte Herausforderung für die Frauen. In dieser Phase können bei der werdenden Mama Gefühle von Wut oder Hilflosigkeit aufkommen - das ist vollkommen normal.

4. Die Geburt ist in vollem Gang

Das ist die wohl anstrengendste Phase für die werdenden Mamas. Das Köpfchen des Babys ist jetzt gestreckt und liegt mit dem Hinterkopf nach oben. Alle paar Minuten gibt die Gebärmutter einen Impuls ab und beginnt kräftig zu schieben. Danach folgt eine kleine Ruhephase, in der Sie sich etwas entspannen und ausruhen können. Diese kurze Erholung braucht auch Ihr kleiner Schatz dringend, denn für Babys ist die Geburt ebenfalls sehr anstrengend und eine neue Erfahrung. Das Baby wird durch jede Wehe nun tiefer in den Geburtskanal geschoben. Vielleicht können Sie in dieser Phase sogar schon den Kopf des Babys etwas ertasten. Sobald das Köpfchen durch den Geburtskanal gekommen ist, dreht sich das Kind wieder in die Seitenlage zurück. Die Schultern und der restliche Körper werden durch weitere Wehen aus dem Körper geschoben.

Nun haben Sie es geschafft und Sie können Ihren kleinen Liebling in den Armen halten. Seien Sie besonders stolz auf sich. Sie haben etwas ganz Großartiges geleistet! Nachdem Ihr Baby nun auf der Welt ist, kommt ein paar Nachwehen später auch die Plazenta heraus.

9. WELCHE VERSCHIEDENEN ARTEN DER GEBURT GIBT ES?

Die Geburt rückt immer näher und Sie beginnen sich Gedanken darüber zu machen. Das ist absolut normal und auch wichtig, damit Sie Ihre Wünsche und Vorstellungen auch äußern können.

Es gibt verschiedene Arten der Geburt:

Kaiserschnitt

Babys, die durch einen Kaiserschnitt zur Welt kommen, werden operativ geboren. Das bedeutet, dass ein operativer Eingriff erforderlich ist und keine vaginale Geburt stattfindet. Es gibt hierbei zwei Arten zu unterscheiden, der geplante Kaiserschnitt und der ungeplante Kaiserschnitt. Bei der geplanten Sectio (Kaiserschnitt) entscheiden sich die werdenden Eltern und der behandelnde Arzt / Ärztin für diese Art der Geburt.

Das kann zum Beispiel aus medizinischen Gründen oder auf den Wunsch der Eltern erfolgen. In diesem Zusammenhang bekommt man meist einen Termin für den Kaiserschnitt, bevor die Wehen einsetzen können. Der ungeplante Kaiserschnitt kommt meistens dann vor, wenn während der Geburt Komplikationen auftreten, die es notwendig machen, das Kind sofort zu holen.

Beim Kaiserschnitt bleiben natürlich auch immer gewisse Risiken, die bei anderen Operationen ebenfalls bestehen. Bei dieser Art der Geburt müssen Sie noch einige Zeit im Krankenhaus verbringen. Die ersten Tage nach der Operation sind Sie noch sehr eingeschränkt und benötigen oftmals Hilfe. Es ist wichtig, dass Sie sich die nötige Zeit zur Regeneration geben. Nehmen Sie die Hilfe von anderen an und gönnen Sie sich Erholung und Ruhe.

Natürliche Geburt

Viele Frauen wünschen sich die Geburt ganz ohne Hilfsmittel. Eine natürliche Geburt wird auch als „normale Entbindung“ bezeichnet. Gemeint ist hiermit die vaginale Geburt, ohne eine spezielle Einleitung. Das heißt also, dass der Muttermund sich öffnet und die Geburtswehen von alleine einsetzen. Das Baby kann bei der natürlichen Geburt ohne Hilfsmittel das Licht der Welt erblicken.

Wassergeburt

Immer mehr werdende Mütter entscheiden sich für eine Wassergeburt. Viele Frauen empfinden sie als besonders angenehm. Mittlerweile haben Kliniken und Geburtshäuser spezielle Wassergeburtsbecken und sogar für das heimische Umfeld können Sie sich solch große Becken ausleihen. Bei Bedarf kann dann sogar der Partner mit in das Wasser steigen und sie streicheln oder massieren.

Das Körpergewicht ist im Wasser um 90 Prozent niedriger als bei einer normalen Geburt. Für viele Frauen strahlt das Wasser eine Art Entspannung und Sicherheit aus. Die werdende Mama sollte erst in das Wasser steigen, wenn der Muttermund sich komplett geöffnet hat. So werden die Wehen gleich effektiv, aber das Wasser tut der Mama gut. Schmerzmittel kommen bei dieser Geburt äußerst selten zum Einsatz. Die Geburt geht oft deutlich schneller voran als bei einer normalen Geburt und Verletzungen des Damms treten seltener auf.

Alleingeburt

Frauen haben auch das Bedürfnis nach einer Alleingeburt. Hierbei wird das Baby ganz ohne jegliche medizinische Hilfe zur Welt gebracht. Eltern mit diesem Wunsch haben meistens ein besonderes Bedürfnis nach dem natürlichen Geburtsvorgang.

Sie möchten gerne zu zweit diesen wundervollen Moment genießen und nicht in einem sterilen Umfeld oder von medizinischem Fachpersonal (Ärzten, Hebammen) begleitet werden. Bei dieser Geburt können natürlich Risiken auftreten, die nicht vorhersehbar sind. Diese Geburtsform ist in Deutschland sehr selten, gerade auch aufgrund der unberechenbaren Komplikationen und Risiken.

Hausgeburt

Die Hausgeburt wird mittlerweile immer beliebter. Besonders Frauen wünschen sich einen Wohlfühl-Ort, an dem Sie Ihr Baby auf die Welt bringen möchten. Das heimische Umfeld kann hierfür eine gute Wahl sein. Hier kommt die Hebamme des Vertrauens nach dem Einsetzen der Wehen zu Ihnen nach Hause. Sie begleitet Sie zusammen mit Ihrem Partner durch die Geburt.

Es gibt sogar die Möglichkeit, dass Ihre Hebamme einen Geburtspool oder Gebärhocker mit zu Ihnen nach Hause bringt. Diese Art der Geburt eignet sich besonders dann, wenn keinerlei Komplikationen während der Schwangerschaft aufgetreten sind. Ihr Baby sollte natürlich auch mit dem Köpfchen in Richtung Becken liegen.

Informieren Sie sich daher vorher unbedingt bei Ihrer Hebamme und dem behandelnden Arzt / Ärztin, um hier möglichen Risiken und Komplikationen entgegenzuwirken. Eine Hausgeburt hat natürlich den großen Vorteil, dass Sie entspannt in Ihrem eigenen Umfeld Ihr Baby auf die Welt bringen können. Das ist für viele Frauen ein entscheidender Faktor, wenn es um die Auswahl des Geburtsortes geht. Wichtig ist aber natürlich auch, dass Sie sich darüber bewusst sind, dass diese Form der Geburt auch gewisse Risiken mit sich bringen kann.

10. WELCHE GEBURTSPOSITIONEN GIBT ES?

In Ihren Mutterpass wurde während der gesamten Schwangerschaft notiert, in welcher Position sich Ihr Baby befindet. Gerade das ist ein ganz entscheidender Hinweis, in welcher Position Sie gebären können.

Falls für Sie eine natürliche Geburt in Frage kommt, dann können Sie zwischen verschiedenen Positionen wählen. Jede Frau empfindet hier etwas anderes als angenehm. Finden Sie selbst für sich heraus, in welcher Position Sie sich wohlfühlen. Wichtig ist während der Geburt, dass Sie auf sich und Ihren Körper hören. Kommen Sie in die Positionen, die Ihnen gerade guttun. Es ist hierbei völlig egal, ob andere Menschen das gut finden oder verstehen können. In diesem Moment sind nur Sie und Ihr Wohlbefinden wichtig. Fühlen Sie sich wohl, dann überträgt sich das automatisch auf den Geburtsverlauf und auch Ihren Bauchbewohner.

Kreißbett

Es gibt zum einen die Möglichkeit, im Kreißbett das Kind zur Welt zu bringen. Mittlerweile sind diese Betten so modern, dass sie in jede denkbare Position gebracht werden können. Sie können sich das Bett ganz individuell einstellen, so wie es sich für Sie gerade gut anfühlt. Während dieser Geburtsposition liegen Sie und können lediglich die Positionen des Bettes unterschiedlich einstellen.

Gebärhocker

Eine weitere Möglichkeit ist der Gebärhocker. Hierbei handelt es sich um einen sehr bequemen und auch stabilen Stuhl. Ihr Partner kann während der Geburt hinter Ihnen auf einem Gymnastikball sitzen und Sie streicheln oder massieren.

Es gibt verschiedene Positionen, die Ihnen bei der Geburt helfen können.

Brust-Knie-Position	Diese Geburtsstellung verhilft dem Baby durch die Schwerkraft auf dem Weg durch das Becken. Stabilisieren Sie Ihren Schulterbereich und halten Sie ihn stabil. Gleichzeitig können Sie Ihr Becken bewegen. Diese Gebärposition ist auch bei Rückenschmerzen sehr wohltuend. Sie ist hilfreich, wenn Ihre Wehen schnell aufeinanderfolgen, sich der Muttermund jedoch nur langsam öffnet.

	Vorteile: ▪ Angenehme Position für die werdende Mutter. ▪ Gerade bei Rückenbeschwerden sehr wohltuend. **Nachteile:** ▪ Der Muttermund öffnet sich nur langsam.
Laufen	Gerade während der ersten Geburtsphase empfinden es viele Frauen als sehr angenehm, ein bisschen zu laufen. Hierbei öffnet sich der Muttermund nach und nach und Sie können im Stehen etwas Ihr Becken bewegen. Dadurch kann Ihr Baby immer weiter in den Geburtskanal rutschen. **Vorteile:** ▪ Das Kind rutscht weiter in den Geburtskanal. ▪ Durch die ständige Bewegung wird die Aufmerksamkeit von den Schmerzen weggelenkt. ▪ Durch Laufen verbessert sich Ihre Atmung. ▪ Regelmäßige Wehen. **Nachteile:** ▪ Viele Untersuchungen können nicht durchgeführt werden. ▪ Laufen ist auf Dauer sehr anstrengend für die Mutter.
Seitenlage	Diese Stellung kann dem Baby dazu verhelfen, sich in das Becken zu drehen. Zudem eignet sich diese Haltung auch bestens für Sie zur Entspannung und Erholung. In dieser Gebärposition können Sie jedoch nicht von der Schwerkraft profitieren. **Vorteile:** ▪ Angenehme Position für die werdende Mama. ▪ Das Baby kann sich noch einmal drehen, falls es nicht richtigliegt. ▪ Entlastung der wichtigen Hohlvene.

	▪ Sie können sich ausruhen, wenn gerade Wehenpausen sind. ▪ Durch das Hochlagern des oberen Beins kann das Becken sich besser öffnen. **Nachteile:** ▪ Durch das Liegen ist das Becken verengt und die Geburt kann hinausgezögert werden.
Sitzposition	Diese Gebärhaltung fördert das Tiefertreten des Babyköpfchens. Ich empfehle Ihnen, den Rücken gut zu stützen, damit Sie in möglichst aufrechter Haltung sitzen können. Des Weiteren kann es Ihnen guttun, Ihre Knie ein wenig auseinanderzuziehen. Diese Position ist auch dann besonders gut geeignet, wenn Sie beispielsweise nach einer CTG-Langzeitüberwachung erschöpft sind. **Vorteile:** ▪ Effektivere Wehentätigkeit. ▪ Bewegungsfreiheit während der Geburt. ▪ Sie können besser und angenehmer atmen. ▪ Ihr Kind wird durch die verbesserte Atmung mit mehr Sauerstoff versorgt. ▪ Ihr Becken öffnet sich. ▪ Während der Pausen können Sie sich ausruhen. **Nachteile:** ▪ Durch die sitzende Haltung kann es zu deutlich stärkeren Schmerzen kommen. Der Druck nimmt im Sitzen mehr zu.
Rückenposition	Die Position unterstützt Ihre Wehen nicht so sehr und kann bei einigen Frauen sogar die Rückenschmerzen verstärken. Probieren Sie einfach aus, wie sich die Rückenlage für Sie anfühlt und entscheiden Sie sich gerne für diese Position, wenn es Ihr Wohlbefinden fördert.

	Vorteile ▪ Während der Pausen können Sie sich ideal ausruhen. ▪ Untersuchungen sind in dieser Position am einfachsten. **Nachteile:** ▪ Es können häufiger Geburtsverletzungen auftreten. ▪ Der Muttermund öffnet sich langsamer und das Becken verkleinert sich. ▪ In dieser Position kann die Hohlvene stärker belastet werden, was zu einer schlechteren Versorgung des Babys führen kann. ▪ Für viele Frauen ist es unangenehm, dass Sie sich nicht frei bewegen können.
Hocke	Besonders angenehm ist diese Gebärposition, wenn Sie einen Geburtspartner haben, der Ihnen Wärme und Halt gibt. Auch bei dieser Haltung hilft Ihnen die Schwerkraft, den Beckenboden zu dehnen und dem Baby den Weg in Richtung Beckenausgang zu erleichtern. **Vorteile:** ▪ Durch die Schwerkraft kann das Baby tiefer in den Geburtskanal gelangen. ▪ In dieser Position können Sie aktiv mitpressen und mitarbeiten. ▪ Diese Position wirkt sich positiv auf Ihre Atmung und damit auch auf die Sauerstoffversorgung des Babys aus. **Nachteile:** ▪ Erhöhte Gefahr von Geburtsverletzung. ▪ Sehr anstrengende Position, die kräftezehrend sein kann.
Vierfüßler-Stand	In dieser Position knien Sie auf dem Bett oder dem Boden. Ihr Oberkörper ist nach vorne gebeugt und Sie können sich auf einem Kissen oder dem Boden abstützen. Gerade bei

	dem weiteren Geburtsverlauf wird diese Position von vielen Frauen bevorzugt. **Vorteile:** ▪ Sie können sich während der Pausen ausruhen. ▪ Ihr Damm wird weniger beansprucht. ▪ Während der Geburt kann Ihr Partner Ihren Rücken massieren oder streicheln. ▪ Sobald das Kind geboren ist, können Sie es direkt zu sich nehmen. ▪ Sie haben während dieser Position reichlich Bewegungsfreiheit. ▪ Bei Rückenschmerzen ist diese Haltung optimal für Sie. **Nachteile:** ▪ Auf Dauer sehr anstrengend.

11. WAS SIE UNBEDINGT ÜBER DIE GEBURT WISSEN SOLLTEN

Hier erfahren Sie alles, was Sie vor der Geburt wissen sollten.
In einigen Fällen kann es notwendig sein, dass die **Fruchtblase zum Platzen gebracht** wird. In der Regel platzt sie während der einsetzenden Geburtswehen von ganz allein. In manchen Situationen setzt die Wehentätigkeit jedoch gar nicht oder nur sehr langsam ein. Es kann bestimmte Situationen geben, in denen die Einleitung der Geburt erforderlich ist. Das kann beispielsweise der Fall sein, wenn der ursprünglich errechnete Geburtstermin um mehr als 14 Tage überschritten wurde. Ebenfalls kann bei Bedarf, wie zum Beispiel einer Unterversorgung des Babys, die Geburt eingeleitet oder per Kaiserschnitt durchgeführt werden. Bei der Blasensprengung verwendet der Arzt oder eine eigens dafür ausgebildete Hebamme einen sterilisierten Plastikhaken oder einen speziellen Handschuh, der am Ende einen kleinen Widerhaken besitzt. Dadurch kann der Arzt die Fruchtblase manuell öffnen.

Bei vielen werdenden Müttern liegt das Kind kurz vor der Geburt in Schädel- oder Kopflage. Das bedeutet also, dass das Baby im Idealfall mit dem Kopf zuerst auf die Welt kommt. Bei einigen Frauen liegt das Kind jedoch andersherum, das heißt, mit dem Kopf nach oben. In einem solchen Fall ist von der Steiß- oder **Beckenendlage** die Rede. Es gibt hier zunächst einmal diverse Möglichkeiten, um das Baby dazu zu bringen, sich zu wenden. So kann Ihre Hebamme beispielsweise von außen versuchen, das Kind zur Drehung zu animieren. Bleiben diese Bemühungen erfolglos, empfehlen Ärzte Erstgebärenden in den meisten Fällen einen Kaiserschnitt. Unter bestimmten Voraussetzungen kann eine vaginale Geburt aber auch in Steißlage gelingen. Lassen Sie sich zu diesem Thema ausführlich ärztlich oder von Ihrer Hebamme beraten.

Beim sogenannten **„Muttermund-Check"** überprüft Ihre Hebamme, wie weit sich der Muttermund bereits geöffnet hat. Das Ziel ist eine Öffnung von 10 Zentimetern. Wenn das erreicht werden konnte, geht es richtig los mit der Geburt.
Sobald Sie mit Wehen ins Klinikum kommen, werden Ihre Wehen überwacht. Hier geht es also um eine genaue Kontrolle der kindlichen Herztöne sowie der Kontraktionen. Die Dauer und auch die Häufigkeit jeder Wehe werden exakt aufgezeichnet.

Dabei geht es vor allem darum, sicherzustellen, dass die Geburt normal fortschreitet und es Ihnen sowie Ihrem Baby gut geht. Die elektronische **Überwachung der Wehenaktivität** erfolgt mit dem **CTG-Gerät**. Diese kontinuierliche Aufzeichnung erfolgt durch zwei Messsonden, die an Ihrem Bauch befestigt werden. Wenn Ihr Baby schlafen sollte, werden sich die Schwestern und die Hebamme bemühen, es aufzuwecken. In einem solchen Fall wird versucht an Ihrem Bauch zu rütteln.

Wehen können sich zum Teil so anfühlen, als ob Sie zur Toilette müssten. In der Anfangszeit ist der Druck nach unten noch nicht so groß, doch mit dem Fortschreiten der Geburt verstärkt sich dieser immer mehr. Besonders intensiv ist der Druck auf den Damm. Hiermit ist der Bereich zwischen Ihrem After und Ihrer Vagina gemeint.

Dieser Bereich wird während einer Geburt besonders stark strapaziert, weshalb ich Ihnen eine **Damm-Massage** sehr nahelegen kann. Diese können Sie einige Wochen vor der Geburt zuhause machen oder im Klinikum, beispielsweise durch Ihre Hebamme durchführen lassen. In einigen Fällen kann ein **Dammschnitt** notwendig sein, um dem Baby leichter zur Geburt zu verhelfen. Stellen Sie sich vor, dass Ihr Kind bei der Geburt mit seinem Köpfchen wie durch einen engen Rollkragenpullover schlüpfen muss. Ein kleiner Schnitt im Gewebe vergrößert diese enge Öffnung. So kann die Geburt schneller gehen. Wird der Dammschnitt im richtigen Augenblick gesetzt, ist er auch nicht schmerzhaft. Ohne Schnitt könnte das Gewebe zwar reißen, jedoch nur so weit, wie es das Babyköpfchen zum Durchschlüpfen benötigt. Wird der Damm sorgfältig genäht, ist der Heilungsprozess häufig besser als beim Dammschnitt.

Wissen Sie eigentlich, was mit der **Geburtslust** gemeint ist? Ich kann Ihnen sagen, dass es sich hierbei nicht um einen Mythos handelt. Während des Geburtsvorgangs schüttet Ihr Körper Glückshormone, sogenannte Endorphine aus. Dasselbe passiert beim Geschlechtsverkehr mit Ihrem Partner. Bei einigen Frauen können es mehr Glückshormone sein als bei anderen.

Nachdem es sich bei einer Geburt um ein sehr ergreifendes Lebensereignis handelt, können hier schon einige Emotionen zusammenkommen. Das bedeutet jedoch nicht automatisch, dass in einem solchen Fall keine Schmerzen auftreten, nur rückt das Schmerzempfinden in diesem Augenblick etwas in den Hintergrund.

Bei einer „lustvollen Geburt" geht es nicht um einen Orgasmus, wie er beim Geschlechtsverkehr empfunden wird, sondern vielmehr um ein sehr angenehmes Körpergefühl und überwältigenden Emotionen. Hier steht die Vorfreude auf das eigene Kind im Vordergrund, denn eine Geburt ist für die meisten Frauen noch immer mit großer Angst besetzt. Es geht darum, eine unvergesslich schöne und erhebende Lebenserfahrung zu machen, die mit besonderen Glücksgefühlen verbunden ist. Der „Höhepunkt" ist dann die Ankunft Ihres kleinen Schatzes auf dieser Welt.

In einigen Fällen kann es jedoch sein, dass die Wehen nicht richtig in Gang kommen möchten und sich die Geburt somit verzögert. Über einen **Wehentropf** können Sie dann Unterstützung erhalten. Es handelt sich hierbei um eine Infusion, die Ihnen ein spezielles Hormon zuführt, nämlich Oxytocin. Dieses signalisiert Ihrem Körper, dass die Wehentätigkeit nun in Gang gesetzt werden muss, damit die Geburt beginnen kann. Setzen die Wehen bei Ihnen von alleine ein, ist der Tropf gar nicht erst notwendig.

Machen Sie sich keine Sorgen, wenn Sie vor oder während der Geburt auf die Toilette müssen. Sie dürfen und können auch mit Wehen laufen. Zudem müssen Sie für den **Toilettengang** keine langen Wege zurücklegen, denn die meisten Geburtszimmer verfügen über ein eigenes Badezimmer. Auch wenn Sie einen Wehentropf haben, dürfen Sie auf die Toilette, denn Sie können diesen einfach mitnehmen. Wenn Sie sich nicht mehr so sicher auf den eigenen Beinen fühlen, lassen Sie sich gerne von Ihrem Geburtspartner oder Ihrer Hebamme helfen.

Als Praxiswissen möchte ich Ihnen noch zeigen, was hinter einer **Geburt in Glückshaube** steckt. Von einem solchen Geburtsphänomen ist die Rede, wenn das Baby mitsamt der Fruchtblase über seinem Köpfchen oder dem Gesicht auf die Welt kommt. Diese „Glückshaube" ist harmlos und wird vom Arzt oder der Hebamme gleich nach der Geburt abgezogen. Die Fruchtblase ist weißlich, jedoch durchschimmernd, sodass das Baby schemenhaft erkannt werden kann. Ein solches Phänomen ist tatsächlich ein besonderes Wunder, das jedoch nur äußerst selten von den Eltern sowie dem Geburtshilfeteam erlebt wird.

12. GEBURTSVORBEREITUNG

Während der letzten Wochen vor der Geburt sollten Sie sich mit einigen Dingen beschäftigen und auseinandersetzen. Gerade in dieser Zeit genießen es werdende Eltern besonders, sich auf das große Ereignis der Geburt einzustimmen. Nutzen Sie diese Zeit zum Beispiel für einen Geburtsvorbereitungskurs oder das Einrichten des Kinderzimmers.

Beginnen Sie ab der 20. Schwangerschaftswoche unbedingt damit, Organisatorisches zu erledigen.

- Entscheiden Sie sich gemeinsam mit Ihrem Partner für einen Geburtsort und melden sich hier gegebenenfalls auch an.
- Besorgen Sie die erste Ausstattung für Ihr Baby.
- Setzen Sie sich gegebenenfalls mit der Betreuung für Ihre anderen Kinder auseinander.
- Die Zeit des Wochenbetts sollten Sie für sich persönlich und Ihren kleinen Liebling nutzen. Organisieren Sie sich für diese Zeit am besten eine Hilfe.
- Packen Sie Ihre Kliniktasche.
- Stellen Sie alle Unterlagen für die Anmeldung Ihres Kindes zusammen.
- Erstellen Sie eine Telefonliste mit den wichtigsten Telefonnummern (zum Beispiel Hebamme, Klinik, Gynäkologen etc.).
- Füllen Sie den Antrag für Mutterschaftsgeld aus und senden Sie ihn ab.
- Klären Sie die Elternzeit ab.
- Machen Sie den Einkauf aller Hygieneartikel für Sie und das Kind.

Besichtigung des Kreißsaals

Ein wichtiger Teil der Geburtsvorbereitung besteht unter anderem auch darin, dass Sie sich Gedanken machen, wo Sie entbinden möchten. Einige Kliniken bieten eine Besichtigung des Kreißsaals an. Nehmen Sie diese unbedingt wahr, um sich vorab ein Bild von den Räumlichkeiten zu machen. Es ist ganz entscheidend, dass Sie sich in dieser Umgebung und auch bei dem Personal gut aufgehoben und wohlfühlen. Sie können während dieser Besichtigung wichtige Fragen klären, wie zum Beispiel: Wo wird Ihr Kind versorgt? Wie viele Kreißsäle gibt es überhaupt? Alles was Ihnen hierzu auf dem Herzen liegt, können Sie bei dieser Besichtigung erfragen. Sie werden sehen, es ist ausgesprochen wertvoll, die Räumlichkeiten zu kennen, bevor Sie zu der Geburt in das Krankenhaus kommen. So fühlen Sie sich nicht mehr ganz so fremd.

Teil 3 – Juhu, das Baby ist da!

13. DURCHSCHNITTLICHE GRÖSSE UND DURCHSCHNITTLICHES GEWICHT BEI BABYS

In der Regel sind neugeborene Babys zwischen 48 und 56 Zentimeter groß. Die durchschnittliche Größe liegt zwischen 49 und 52 Zentimetern. Im Durchschnitt wiegen neugeborene Säuglinge zwischen 3300 und 3500 Gramm. Als Normalgewicht gelten jedoch Werte zwischen 2800 und 4200 Gramm.

14. EINSCHLAFTIPPS FÜRS BABY

In den ersten Lebenswochen schlafen Babys im Durchschnitt zwischen 14 und 18 Stunden. Die Schlafenszeiten sind von zentraler Bedeutung für eine gesunde Entwicklung und ein optimales Wachstum.

Neugeborene Säuglinge schlafen jedoch nie lange am Stück, denn sie müssen schließlich zwischendurch Nahrung aufnehmen. Das gilt sowohl für die Tages- als auch für die Nachtzeiten. Nach kurzen Schlafzyklen von rund 45 bis 60 Minuten wacht Ihr Baby also wieder von alleine auf.

Es kann immer wieder mal vorkommen, dass sich Ihr Baby beim Durch- oder Einschlafen schwertut. Hierfür kann es viele verschiedene Ursachen geben und nicht immer stecken organische Gründe dahinter. In manchen Fällen spielen beispielsweise äußere Faktoren wie Licht oder Lärm eine Rolle. Auch Bauchschmerzen können sich hinter Schlafproblemen und Schreien verbergen. In den ersten Lebensmonaten haben Babys noch keinen festen Schlaf-Wach-Rhythmus und müssen sich zunächst einmal an einen solchen gewöhnen.

Wenn Sie Ihr Baby nicht stillen, sollten Sie das Abendessen rund eine halbe Stunde vor dem Schlafengehen erledigen, denn einige Babys werden vom Essen eher munter. Neugeborene Säuglinge, die hingegen gestillt werden, schlafen zufriedener: Das liegt an den beruhigenden Inhaltsstoffen der Muttermilch.

Sprechen Sie bei Schlafproblemen auch unbedingt mit Ihrer Kinderärztin, dem Kinderarzt. In einem ersten Schritt ist es wichtig, mögliche organische Gründe für die Schlafschwierigkeiten abzuklären

Hier finden Sie einige Tipps, wie Sie Ihren kleinen Schatz zur Ruhe bringen können

Sie werden ein wenig Geduld benötigen, bis Sie herausgefunden haben, wie Sie ihr Kind am besten beruhigen können. Zunächst einmal sollten Sie herausfinden, warum das Baby schreit oder schlecht schläft. Ich möchte Ihnen hier ein paar erprobte **Ratschläge** geben, **wie Sie Ihr Baby beruhigen können:**

- Schaukeln und wiegen Sie es. Berücksichtigen Sie aber, dass eine Beruhigungstaktik an einem Tag erfolgreich sein kann und am nächsten leider schon nicht mehr.

- Leise Musik wirkt beruhigend auf Ihr Baby.

- Ruhiges Zusprechen, Lächeln und Flüstern beruhigen das Baby ebenfalls.

- Streicheln Sie auch sanft den Rücken Ihres Kindes, denn Körperkontakt ist unverzichtbar für das Wohlbefinden Ihres kleinen Lieblings. Weint Ihr Baby aufgrund von Bauchkrämpfen und Koliken können Sie es auch mit einer sanften Bauchmassage versuchen.

- Schaukeln Sie das Baby, auch wenn es eingeschlafen ist.
- Versuchen Sie, einen festen Tagesablauf zu erreichen, denn das schenkt auch Ihrem Baby Sicherheit.
- Schenken Sie Ihrem Kind viel Nähe. So können Sie es beispielsweise in einer Tragehilfe auch im Haus mitnehmen.
- Auch eine Kuscheleinheit auf Papas Brust wirkt beruhigend.
- Prüfen Sie auch immer, ob Ihr Kind Hunger oder eine volle Windel haben könnte.

15. WICKELN

Achten Sie beim Wickeln und bei der Körperpflege Ihres kleinen Schatzes immer auf eine **gute Hygiene**:

- Waschen Sie sich die Hände mit Wasser und Seife.
- Reinigen Sie den Wickelplatz und die Badewanne beziehungswiese den Bade-Eimer mit einem herkömmlichen Haushaltreiniger.
- Verwenden Sie bitte keine Desinfektionsmittel: Das ist nicht erforderlich und kann nur zu Hautunverträglichkeitsreaktionen führen.
- Babykleidung – und falls Sie solche verwenden, auch Stoffwindeln – können Sie bei 60 Grad waschen. Verzichten Sie auf den Einsatz von Weichspülern, denn diese können nur zu Irritationen der zarten Babyhaut führen.
- Die Wäsche Ihres Babys brauchen Sie in den ersten Wochen nicht täglich zu wechseln. Ihr kleiner Liebling liebt das Umziehen am Anfang noch nicht so sehr. Bei schmutziger oder nasser Kleidung muss aber natürlich gewechselt werden.
- Bei „Spuck-Babys" können Sie ein Halstuch oder ein Lätzchen verwenden.

Sie können selbst entscheiden, ob Sie gerne Stoff- oder Wegwerfwindeln benutzen möchten. Das Windelwechseln macht besonders Freude, wenn Sie Augenkontakt zum Baby halten. Sie können Ihrem Kind auch ein Lied vorsingen.

Achten Sie bei der Reinigung auf die **richtige Wischrichtung**, diese ist **immer von vorne nach hinten**. Reinigen Sie auch alle Hautfalten mit lauwarmem Wasser oder speziellen Babypflegetüchern. Auf diese Weise stellen Sie sicher, dass keinerlei Kot- oder Urinreste zurückbleiben. Fast alle neugeborenen Babys leiden mindestens einmal unter einem sogenannten **Windelausschlag**. In der medizinischen Fachterminologie wird dieser Ausschlag auch als „Windeldermatitis" bezeichnet. Für Ihr kleines Baby kann das sehr unangenehm sein. Der Windelausschlag entsteht durch ein feuchtwarmes Windelklima und den Kontakt mit Kot sowie mit Urin. Die Haut wird gereizt und schließlich wund.

Um der **Windeldermatitis** vorzubeugen, sollten Sie die Windeln Ihres Babys so häufig wie möglich wechseln. Vielleicht können Sie auch feste Zeiten einrichten, in denen Ihr Baby gar keine Windel hat. So kann ausreichend Luft an den Po kommen. Des Weiteren sollten Sie die zarte Babyhaut nur mit parfümfreien Reinigungstüchern abwischen. Eine **zinkhaltige Salbe** müssen Sie nicht bei jedem Windelwechsel verwenden. Ab und zu kann diese jedoch sehr sinnvoll sein, denn sie bildet eine wertvolle Schutzbarriere zwischen dem Windelinhalt und der Babyhaut.

Vor allem der **erste Stuhlgang**, der über mehrere Tage ausgeschieden werden kann, ist meist teerartig und wird als **Kindspech** bezeichnet. Dieser ist vollkommen normal und kann auch ins grünliche gehen. Diese Substanz hat sich bereits vor der Geburt im Darm Ihres Babys angesammelt. Das Kindspech besteht aus abgestorbenen Hautzellen, Galle und Schleim. Der Anblick mag für Sie ungewohnt sein, doch seien Sie unbesorgt: Das Kindspech ist ein Zeichen dafür, dass der Darm Ihres Babys einwandfrei funktioniert. In den weiteren Lebenstagen verändert sich schließlich auch die Stuhlfarbe. Bei Säuglingen, die gestillt werden, hat der Stuhlgang eine senfartige Färbung. Er kann auch leicht wässrig sein und riecht eher süßlich. Babys, die hingegen mit der Flasche gefüttert werden, haben einen festeren und dunkelgelben Stuhl. Einige Sorten Milchpulver können den Stuhl sogar grünlich verfärben.

16. PFLEGEN, BADEN, WASCHEN

In den ersten 6-8 Lebenswochen ist es völlig ausreichend, wenn Sie nur den Windelbereich Ihres kleinen Lieblings täglich reinigen. Ein Bad reicht ein- bis höchstens zwei Mal pro Woche.
Achten Sie beim Baden auf eine **angenehme Raumtemperatur** von **22 bis 24 Grad Celsius** und halten Sie schon die Wechselkleidung bereit. Legen Sie sich im Vorfeld auch Handtuch und neue Windeln zurecht.

Sie brauchen eine **Baby-Badewanne oder** eine **Waschschüssel** mit einer **Wassertemperatur von 37 Grad Celsius**. Verwenden Sie für die zarte Haut Ihres Schatzes nur einen sehr weichen Waschlappen. Reinigen Sie besonders die Hautfalten am Hals, unter den Achseln, in der Leiste und natürlich am Popo. Auf diese Weise entfernen Sie effizient Schmutz und Hautreste. Tupfen Sie Ihr Baby dann vorsichtig trocken und cremen Sie es mit Mandelöl ein. Die Massage ist für Ihren Schatz sehr wohltuend und entspannend.

Beachten Sie bitte*, dass die Haut Ihres Lieblings rund 5x dünner ist als Ihre Haut. Sie produziert selbstständig auch noch nicht so viel Fett. Vor allem im ersten Lebensjahr ist sie daher sehr empfindlich und hochsensibel!*

Die Talgdrüsen der Haut arbeiten noch nicht wie bei uns Erwachsenen. Auch kein dünner Fettfilm bietet der Haut ausreichend Schutz. Der Säureschutzmantel bildet sich nur nach und nach.

Vermeiden Sie daher Pflegeprodukte, die unerwünschte Stoffe enthalten könnten. Die Haut Ihres Babys ist viel durchlässiger und so gelangen die nicht erwünschten Substanzen im Handumdrehen in den Blutkreislauf. Eine übertriebene Hygiene mit falschen Produkten richtet somit deutlich mehr Nutzen als Schaden an.

Die richtige Nabelpflege

Der **Nabelschnurrest** ist im Allgemeinen mit einer Plastikklemme verschlossen. Er trocknet ein und fällt dann in den meisten Fällen zwischen dem 4. und dem 14. Tag ab. Einige neugeborene Babys hängen tatsächlich daran und trennen sich auch erst nach drei Wochen von ihrem Nabelschnurrest.

Es ist nicht ungewöhnlich, dass nach dem Abfallen ein leicht feuchter und gelblicher **Nabelgrund** zurückbleibt. Auch wenn hin und wieder ein paar Blutströpfchen abgesondert werden, ist das kein Anlass zur Besorgnis. Bis die Haut vollständig über den Nabelgrund gewachsen ist, kann das noch 14 Tage bis 3 Wochen in Anspruch nehmen. Erst dann zieht sich die Nabelwunde zurück. Nach weiteren 5 Wochen hat sich dann die Nabellücke in die Bauchmuskelsehnen und die geraden Bauchmuskeln geschlossen.

Eine **adäquate Nabelpflege** soll vermeiden, dass sich die Wunde infiziert. Alle Hebammen, Kinderärzte und Kinderkrankenschwestern haben sozusagen ihr eigenes „Rezept zur Nabelpflege", doch das **Ziel** ist immer das **Vermeiden einer Infektion**:

- Desinfizieren Sie sich immer die Hände, bevor Sie mit dem Nabelschnurrest in Berührung kommen.
- Schlagen Sie die Babywindel immer so um, dass sie nicht am Bauchnabel reibt und dort immer für einen feuchten Raum sorgt.
- Trocknen Sie den Nabelschnurrest nach dem Baden sehr gut ab. So zieht sich die Heilungsphase nicht unnötig in die Länge.
- Sollte der Nabelschnurrest intensiv riechen, feucht aussehen oder stark nässen, fragen Sie immer den Kinderarzt.

Fingernagel-Pflege beim Baby – gepflegte Händchen von Anfang an

Die Nagelhaut der Neugeborenen ist in den ersten Wochen besonders hart und fest. In dieser Zeit sollten Sie unbedingt **die ersten drei bis** vier Wochen auf das Schneiden der Fingernägel verzichten. Falls die Nägel Ihres kleinen Lieblings besonders lang sind, können Sie ihm das Ärmelchen des Oberteils etwas über die Hände ziehen. Falls Sie unbedingt etwas an den Nägeln verändern möchten, da diese besonders lang sind, dann nehmen Sie hierfür eine Sandfeile. Versuchen Sie ganz vorsichtig die Nägel etwas zu feilen. In den ersten Wochen sind die Kleinen besonders anfällig für Entzündungen und Verletzungen der Nagelhaut, deswegen ist hier äußerste Vorsicht geboten. Nach den ersten Wochen können Sie mit der ersten Maniküre und Pediküre bei Ihrem kleinen Schatz beginnen.

Wie pflegen Sie die Nägel Ihres Babys richtig?

✓ Schneiden oder feilen Sie die Nägel nicht zu kurz und nur in einer halbrunden Form.

✓ Die Fußnägel sollten Sie nicht rund, sondern gerade schneiden.

✓ Wichtig ist, dass Sie immer mit einer Nagelschere für Babys arbeiten. Hier sind die Ecken noch abgerundet und die Verletzungsgefahr sinkt.

✓ Während der ersten Monate können Sie die Nägel immer dann schneiden, wenn Ihr Neugeborenes schläft. Später dürfen Sie es auch ruhig auf den Rücken legen, wenn es satt und glücklich ist, um die Nägel zu schneiden. Falls Ihr Kind weinen sollte, dann versuchen Sie es zuerst zu beruhigen. Ansonsten besteht ein erhöhtes Gefahrenrisiko, wenn Ihr kleiner Liebling strampelt und sich bewegt.

Nasenpflege

Die Nase des kleinen Menschleins ist ein wahres Wunderwerk. Die Nasenschleimhaut ist in der Lage, sich selbst von Schmutz und Staub zu befreien und die Nase zu reinigen. Wundern Sie sich also nicht, wenn Ihr Baby in der ersten Zeit öfter einmal niest. Das heißt nicht, dass es erkältet ist, sondern oft reinigt sich dadurch einfach nur die Nasenschleimhaut.

Es kann durchaus sein, dass Sie einmal ein etwas angetrocknetes Schleimklümpchen in der Nase Ihres Babys entdecken. Versuchen Sie die Nase durch etwas Muttermilch oder eine speziell isotonische Kochsalzlösung (0,9 %) zu befeuchten. Es gibt ebenfalls spezielle Nasensprays für Neugeborene, die Sie hierfür verwenden können. Nehmen Sie ein Taschentuch und falten es spitz zusammen. Versuchen Sie anschließend es 1 cm tief in die Nase zu schieben und das Klümpchen durch eine Drehbewegung zu entfernen.

Ohren-Reinigung bei Neugeborenen

Die Ohren des Neugeborenen sind genauso wie die Nasenschleimhaut, sie reinigen sich selbst. Waschen Sie mit einem angefeuchteten Lappen die Ohrmuschel etwas ab. Alle Verunreinigungen, die hinter den Ohren entstehen, können Sie mit einem Wattestäbchen entfernen. Die Ohren des kleinen Erdenbewohners sollten Sie nie mit einem Wattestäbchen säubern.

Pflegeprodukte für Babys

Das erste Jahr mit Ihrem kleinen Liebling erfordert kaum Pflegeprodukte:

Es reichen hier vollkommen aus:

✓ Waschschüssel

✓ Waschlappen (Mull oder ähnliches Material)

✓ Pflanzenöl ohne künstliche Zusatzstoffe.

✓ Wundschutzcreme für den zarten Baby-Intim-Bereich.

Im zweiten Lebensjahr können Sie bereits zu anderen Produkten greifen:
Für das Baden mit dem kleinen Liebling können Sie nun auch einmal bestimmte Badezusätze verwenden. Hierfür eigenen sich besonders Produkte, die keinerlei künstliche Zusatzstoffe enthalten und eine rückfettende Wirkung aufweisen. Diese Produkte sollten pH-neutral sein und für jeden empfohlen werden können. Ab dem sechsten Monat können Sie ein pH-neutrales Shampoo für Ihren Schatz verwenden.

Für viele Eltern gehören Feucht- oder Öltücher beim Wickeln zu der Grundausstattung. Sie können hier zu Feuchttüchern ohne Parfum- und Farbstoffe greifen. Alternativ gibt es die Möglichkeit, dass Sie sich mit einem parfümfreien Papiertuch selbst ein Feuchttuch herstellen. Geben Sie etwas Pflanzenöl auf dieses Tuch. Verwenden Sie am besten einen Pumpspender hierfür. Wischen Sie ganz vorsichtig den Intimbereich Ihres Babys sauber.

Sonnenschutz – Must-have für Babys

Im ersten Lebensjahr sollte die Haut Ihres Babys nicht der aggressiven UV-Strahlung ausgesetzt werden, weder in den Bergen, noch am Meer. Verwenden Sie im ersten Jahr gar keine Sonnenschutzmittel oder nur in sehr geringen Mengen, denn die Cremes sind noch sehr belastend für die junge, zarte Haut. Diese Lotionen mindern zwar das Risiko eines Sonnenbrandes, doch sie begünstigen bei regelmäßiger Anwendung auch die Entstehung von Pigmentmalen: Diese sind nach heutigem Wissensstand ein Risikofaktor für Hautkrebs.

Setzen Sie auch nach dem ersten Geburtstag Ihres Lieblings lieber auf sonnengerechte Kleidung und lassen Sie das **Kind im Schatten spielen. Das ist der beste Sonnenschutz.**

Für Baby-Haut ist Bekleidung aus gut gewebten Materialien, die eine sogenannte UV-Protection bieten, ratsam. Auf dem Etikett finden Sie genaue Angaben zum Sonnenschutz der Kleidung. Bei kleinen Babys sollte der UVP-Faktor keinesfalls unter 30 liegen.

17. STILLEN

Stillen ist von Anfang an das Beste, was Sie tun können!

Stillen, das ist das natürlichste und gesündeste der Welt und zudem für Mama und Baby ein unglaublich intensives und schönes Erlebnis. Es ist unbestritten, dass **Muttermilch** von Anfang an die **beste Ernährung für den neugeborenen Säugling** ist. Vor allem in den ersten Monaten, wird das Neugeborene mit allen wichtigen Nährstoffen über die Muttermilch versorgt. Stillen ist eine effektive Prävention vor diversen Erkrankungen. Es unterstützt und stärkt das kindliche Immunsystem und ist wichtig für eine optimale Gehirnentwicklung.

Doch Stillen bietet dem kleinen Schatz sehr viel mehr als nur eine gesunde Nahrungsgrundlage! Für das Kind ist das Stillen eines der schönsten und angenehmsten Momente. Die körperliche Nähe hilft dem Baby einen intensiven Kontakt zur Mutter aufzubauen. Das Kind erfährt Wärme, Zuwendung und Liebe. Es bekommt ein unbeschreiblich tiefes Gefühl der Sicherheit und des Schutzes!

Stillen ist aber auch **mit viel Zeit und Geduld verbunden**. Stillen ist ein Prozess, den sowohl Mutter wie auch Kind erst einmal erlernen, ja einüben müssen. Es ist ungemein wichtig, dass Sie als Mutter ein gutes Gespür für Ihren Liebling entwickeln und lernen, seine Bedürfnisse richtig zu erkennen und auch zu deuten. Hier sprechen Mediziner, Stillexperten und Hebammen von einer „intensiven Stillbeziehung".

Muttermilch ist einfach praktisch.– Diese Nahrung ist an jedem Ort und zu jedem Zeitpunkt für Ihr Baby verfügbar. Sie hat immer die richtige Temperatur und ist hygienisch einwandfrei.

In den ersten Tagen sollten Sie Ihren kleinen Liebling an beiden Brüsten anlegen, um die Milchproduktion optimal anzuregen. In den ersten beiden Tagen bekommt Ihr Kleines – je nach Bruststimulation – pro Mahlzeit 7-14 ml hochkonzentriertes Kolostrum, die Vormilch. Wenn Sie Ihr Baby 8- bis 12-mal in 24 Stunden stillen, wird es ausreichend Milch bekommen. Die Abstände zwischen den einzelnen Stillmahlzeiten sollten nie länger als 4 Stunden sein. Lassen Sie sich beim Stillen auch unbedingt von Ihrer Hebamme helfen.

18. RÜCKBILDUNGSGYMNASTIK

Die Rückbildungsgymnastik ist nach einer Geburt eine sehr wichtige Maßnahme, um die Muskulatur des Beckenbodens zu kräftigen. Auch die Bauch- und Rückenmuskulatur muss wieder gestärkt und gestrafft werden, denn eine Geburt beansprucht viele verschiedene Muskelpartien. Infolgedessen können häufig Rückenbeschwerden auftreten, aber auch eine Scheiden- oder Gebärmuttersenkung. Nur ein kräftiger Beckenboden ist ein gesunder Beckenboden, der der ganzen Bauch- und Rückenmuskulatur ausreichend Halt bietet.

In der ersten Zeit nach der Geburt ist Ihr Körper auf ausreichend Entspannung und Ruhe angewiesen. Wenn Sie sich in guter körperlicher Verfassung fühlen, können Sie jedoch mit sanften Kräftigungsübungen beginnen. Hier geht es nicht um ein gezieltes Krafttraining, sondern vielmehr um sanfte Bewegungen, die die Muskeln bis in die Tiefe hinein aktivieren. Die Anspannung der Beckenbodenmuskulatur wird dabei mit speziellen Atemübungen kombiniert. Ihre Hebamme oder ein Physiotherapeut können Ihnen hier wertvolle Tipps geben und Übungen zeigen.

Wenn Sie infolge der Geburt jedoch eine Verletzung am Damm oder an der Vagina haben, müssen Sie ein wenig abwarten, bis Sie mit einem Rückbildungskurs beginnen können. In einem solchen Fall müssten Sie eine Pause von rund sechs bis acht Wochen einplanen, bevor sie starten können. Kurse zur Rückbildung bieten viele Hebammen in Kliniken oder in Geburtshäusern an.

19. NO BABY BLUES

Kurz nach der Geburt kann sich bei einigen frischgebackenen Müttern eine etwas gedrückte Stimmung einstellen. Diese wird als „Baby Blues" bezeichnet. Im Allgemeinen macht sich diese Stimmungslage in den ersten drei bis fünf Tagen bemerkbar und dauert ein paar Tage lang an. Diese Zeit ist kennzeichnet durch Traurigkeit, intensive Emotionen sowie ein Gefühl der Überforderung. Für den Baby Blues gibt es viele verschiedene Ursachen.

Auch nach der Geburt laufen die körperinternen Prozesse auf Hochtouren: Der Spiegel der beiden Hormone Östrogen und Progesteron sinkt drastisch ab. Zudem steigt der Spiegel der „Stillhormone". Allein diese Veränderungen im hormonellen Haushalt können ein Emotionschaos verursachen.

Auch Ihre Brüste beginnen zu schmerzen, da sie sich mit Milch füllen. Dieses allgemeine Unwohlsein kann schließlich in einer solchen Stimmungslage münden. Eine Rolle spielt auch der Schlafmangel und die Gedanken, die Sie sich über die Zukunft machen. Eine völlig neue Lebenssituation hat mit der Ankunft Ihres Babys für Sie und Ihren Partner begonnen.

Geben Sie sich ausreichend Zeit, die Geburt zu verarbeiten. Ruhe und die liebevolle Fürsorge Partners können Ihnen effizient dabei helfen, mit Ihren Emotionen umzugehen.

Bleiben die Anzeichen der Antriebslosigkeit und Niedergeschlagenheit jedoch länger bestehen, könnte sich eine sogenannte Wochenbett-Depression entwickeln. In einem solchen Fall sollten Sie sich zur Bewältigung unbedingt professionelle Unterstützung holen.

Schlusswort

Die neun Monate der Schwangerschaft sind für Frauen eine unvergessliche und beeindruckende Zeit. Nehmen Sie sich ganz bewusst Zeit, um jede Sekunde in vollen Zügen zu genießen. **Es ist ein wahres Wunder: Ein neues Leben wächst in Ihrem Körper heran.**

Dieser Ratgeber kann für Sie ein ständiger Begleiter durch Ihre Schwangerschaft werden. Sie können diese Zeit ganz bewusst für sich persönlich nutzen, aber auch mit Ihrem Partner teilen. Lesen Sie auch gerne gemeinsam in diesem Buch. Es richtet sich nicht nur an Sie als werdende Mama, sondern auch an Ihren Partner. Gemeinsam können Sie diese neun Monate der Schwangerschaft zu etwas ganz Besonderem machen. Seien Sie stolz auf sich!

Ich wünsche Ihnen eine schöne, gesunde Schwangerschaft und einen wunderbaren Start in das Leben als Familie!

Checklisten

TASCHE FÜR DAS KRANKENHAUS

In die Kliniktasche gehören:

- Geburtsplan
- Mutterpass
- Ein extra Kissen oder ein Geburtsball
- Kosmetikartikel: Lippenpflege, Waschlappen und Körper-Öl.
- Gesunde Snacks wie frisches Obst oder Müsliriegel.
- Wechselkleidung für die Geburt und danach. Ideal ist beispielsweise in langes T-Shirt oder eine Bikini-Oberteil, falls Sie sich für eine Wassergeburt entschieden haben.
- Smartphone oder Kamera. Vergessen Sie auch das Ladegerät nicht.
- Zeitschriften und Bücher, um sich zwischen den Wehen abzulenken.
- Musik
- Eine alte Unterhose und Binden, um nach der Geburt den Wochenfluss so gut wie möglich aufzufangen.
- Still-BH
- Brustwarzencreme
- Hausschuhe für die Klinik
- Kleidung für Ihr Baby wie beispielsweise Strampler, Mütze und Jäckchen in Größe 56.
- Halten Sie auch den Autositz bereit.

BABYS ERSTAUSSTATTUNG

Für die Baby-Erstausstattung brauchen Sie:

Kleidung

- 6 Bodys, Größe 50/56 und Größe 62/68
- 4 langärmelige und auch kurzärmelige Oberteile, Größe 50 und 56
- Strick-Jäckchen, Größe 50 und 56
- 6 Strampler, Größe 50-56
- Strumpfhose, Größe 0
- 2 Paar dünnere Söckchen, Größe 15-17
- 1 Paar dicke Söckchen, Größe 15-17
- 1 dickere Jacke, wenn Ihr Baby in Herbst- und Wintermonaten geboren wird. Größe 50 und 56
- Mützchen für drinnen und eines für draußen, Größen 35, 37, 39
- Im Winter: Fäustlinge, Größe 0 und Mütze mit Ohrenklappen, Größen 35, 37, 39
- Spucktuch
- Schlafsack, Größe 50/56

Pflege und Windeln

- Windeln (Größe 1)
- Feuchte Reinigungstücher
- Baby-Öl
- Wickelkommode
- Wundschutzcreme
- Babybadewanne
- Waschlappen
- Windeleimer
- Badethermometer
- Babybürste

- Bademantel mit Kapuze
- Nagelschere für Kinder

Ernährung

- Fläschchen und Sauger
- Stillkissen
- Stilleinlagen und Still-BH
- Thermosflasche
- Lätzchen
- Flaschenwärmer
- Spucktücher
- Flaschenbürste
- Anfangsnahrung
- Schnuller und Schnuller-Kette.

Einrichtung

- Wiege
- Kinderwagen
- Bettwäsche
- Betteinlage
- Wickelkommode
- Matratze
- Wickelauflage für die Wickelkommode
- Babyphone.

WICHTIGE VITAMINE UND NÄHRSTOFFE WÄHREND DER SCHWANGERSCHAFT

Folgende Vitamine & Nährstoffe benötigen Sie während der Schwangerschaft

- Folsäure in Tablettenform: Dieses Vitamin ist vor allem in der frühen Schwangerschaft, also im 1. Trimester grundlegend wichtig.
- Vitamin C
- Vitamin D
- Vitamin B1, B2 und B6.

Folgende Mineralstoffe gehören zu einer ausgewogenen Ernährung:

- Magnesium
- Jod
- Zink
- Eisen
- Selen
- Kalzium.

Achtung! Unbedingt verzichten sollten Sie auf:

- Alkohol
- Leistungssport und sportliche Wettkämpfe
- Tabakkonsum
- Mehr als drei Tassen Kaffee oder Schwarztee pro Tag.

Namensliste

Die Wahl des passenden Namens für Ihr Kind ist keine leichte Aufgabe. Hier finden Sie eine kleine Auswahl beliebter und ausgefallener Mädchen- und Jungennamen.

Beliebte Mädchennamen	Ausgefallene Mädchennamen
1. Emilia	1. Elara
2. Hannah(h)	2. Enja
3. Mia	3. Leandra
4. Emma	4. Levke
5. Ella	5. Liora
6. Lina	6. Solea
7. Frieda	7. Malea
8. Marie	8. Moja
9. Mila	9. Adriana
10. Lea	10. Aurela
11. Sarah	11. Ayla
12. Lea	12. Cleo

Beliebte Jungennamen	Ausgefallene Jungennamen
1. Matteo	1. Aaron
2. Alexander	2. Darian
3. Finn	3. Kian
4. Noah	4. Lucian
5. Paul	5. Mika
6. Emil	6. Phineas
7. Henri(y)	7. Samu
8. Leon	8. Svante
9. Elias	9. Timon
10. Theo	10. Valerian
11. Felix	11. Emmanuel
12. Mark	12. Elian

Danke

Vielen Dank dafür, dass Sie mein Buch gelesen haben.
Ich hoffe, meine Tipps und Empfehlungen werden Ihnen Ihre Schwangerschaft und die Zeit danach versüßen.

Herzlichst,

Ihre Ann-Kathrin Scholl

Haftungsausschluss

Der Autor übernimmt keinerlei Gewähr für die Aktualität, Korrektheit, Vollständigkeit oder Qualität der bereitgestellten Informationen und weiteren Informationen. Haftungsansprüche gegen den Autor, welche sich auf Schäden materieller oder ideeller Art beziehen, die durch die Nutzung oder Nichtnutzung der dargebotenen Informationen bzw. durch die Nutzung fehlerhafter und unvollständiger Informationen verursacht wurden, sind grundsätzlich ausgeschlossen, sofern seitens des Autors kein nachweislich vorsätzliches oder grob fahrlässiges Verschulden vorliegt. Alle Angaben wurden vom Autor mit größter Sorgfalt und nach bestem Wissen und Gewissen recherchiert oder spiegeln seine eigene Meinung wider. Der Inhalt des Buches passt möglicherweise nicht zu jedem Leser und die Umsetzung erfolgt ausdrücklich auf eigenes Risiko. Es gibt keine Garantie dafür, dass alles genau so, bei jedem Leser, zu genau den gleichen Ergebnissen führt. Der Autor und/oder Herausgeber kann für etwaige Schäden jedweder Art aus keinem Rechtsgrund eine Haftung übernehmen.

Urheberrecht

Impressum

c/o AutorenService24
Wenneberg 14
48653 Coesfeld
www.autorenservice24.de

1. Auflage 2021

Covergestaltung: Casandra Krammer – www.casandrakrammer.de
Covermotiv: © Natalia Deriabina – Shutterstock.com

Printed in Poland
by Amazon Fulfillment
Poland Sp. z o.o., Wrocław

10430573R00092